[英国] 多萝西·克劳福德 著
章菁菁 译

看不见的敌人

病毒的自然史

THE INVISIBLE ENEMY

A Natural History of Viruses

Dorothy Crawford

译林出版社

图书在版编目（CIP）数据

看不见的敌人：病毒的自然史/（英）多萝西·克劳福德（Dorothy Crawford）著；章菁菁译．—南京：译林出版社，2021.8
（医学人文丛书/梁贵柏 主编）
书名原文：The Invisible Enemy: A Natural History of Viruses
ISBN 978-7-5447-8700-0

I.①看… II.①多… ②章… III.①病毒－医学史
IV.①R511

中国版本图书馆 CIP 数据核字（2021）第 084316 号

看不见的敌人：病毒的自然史［英国］多萝西·克劳福德／著 章菁菁／译

策　　划 黄　洁
责任编辑 黄文娟
装帧设计 周伟伟
校　　对 王　敏
责任印制 单　莉

原文出版 Oxford University Press, 2000
出版发行 译林出版社
地　　址 南京市湖南路 1 号 A 楼
邮　　箱 yilin@yilin.com
网　　址 www.yilin.com
市场热线 025-86633278
排　　版 南京展望文化发展有限公司
印　　刷 苏州市越洋印刷有限公司
开　　本 850 毫米 × 1168 毫米 1/32
印　　张 10.875
插　　页 4
版　　次 2021 年 8 月第 1 版
印　　次 2021 年 8 月第 1 次印刷
书　　号 ISBN 978-7-5447-8700-0
定　　价 68.00 元

主编序
生命、医学和人文故事

在我们能看到的所有现象中，生命现象是最神奇的。

伟大的美国物理学家理查德·费曼在他的畅销书《费曼物理学讲义》的开篇指出："如果某种大灾难摧毁了所有的科学知识，我们只有一句话可以传给下一个（智慧）物种，那么用最少的词汇来表达最多信息的陈述是什么？我相信这应该是原子假设，即万物都是由原子构成的。这些微小的粒子一刻不停地运动着，在彼此分离时相互吸引，但被挤压在一起时又会相互排斥。只要略加思考和想象，你就可以从那句话中得到关于这个世界的大量信息。"

"一切生命世界的行为都可以被理解为原子的颤动和扭动。"

一堆杂乱无章的原子在一定物理规则之下排列组合，变成了性质各异的分子，这是生命的物质基础，我们所了解的所有生命，都是建立在这个物质基础之上的；一堆性质各异的分子在一定物理规则之下排列组合，又变成可以从外界获取能量，从而完成自我复制的细胞，这是生命的原始状态。我们所知道的所有生命，都是从一个细胞开始的；一堆完全相同的细胞，在外界能量驱动下不断复制的过程中出现了几个随机的错误，生成了性质各异的新细胞，这是生物世界多样性的基础，我们所看到的各种美丽的生命形式，竟然都源于这些“不经意的复制错误”……

细胞的协同形成了器官，器官的协同塑造了小草和大树，塑造了小狗和大象，也塑造了你和我。

下一次，当你看到一棵枝叶被压弯的小草，奋力托起一滴露珠，在阳光里闪烁着晶莹；当你看到一株挺直了躯干的大树，轻松抖落一身雪花，在乌云下舞动着狂野；你是否会想：若干年前，我们都曾是一堆杂乱无章的原子？

下一次，当你看到一条摇头摆尾的小狗，当你看到一头步履沉重的大象，你是否会想：曾经有一天，我们都只是一个尚未分裂的卵细胞？

科学把我们带到了生命的源头。

费曼教授在谈及生命现象时还指出：“我相信，（艺术家）看到的美丽对我和其他人来说也都是可以看到的，尽管我可能不如他在审美上那么精致……我也可以欣赏花朵的美丽，但我对花的了解比他所看到的外观要多。我可以想象其中的细胞和内部的复杂机制。我的意思是，（花朵）并不只在宏观的尺度上很美，在微观的尺度上，它们的内部结构和进化过程也很有美感……科学知识只会增加花朵的美感和神秘感，人们对花朵更加兴趣盎然、惊叹不已。”

将在10个月后长成你的那个受精卵细胞开始分裂了。

在第7周时，当超声波的探头第一次“听”到你的心跳，你的整个“躯体”才一颗蓝莓那么点大！

到了第9周，你长到了一颗樱桃的大小。你已经不再是胚胎，而发展为胎儿，虽然消化道和生殖器官已形成，但即使是最有经验的技术员，要辨出你是男孩还是女孩尚为时过早。

第15周到了，你仍旧只有一个苹果的大小，但你的大脑已经开始尝试控制你的肌肉。你能够活动肢体，甚至可以翻跟斗，吮吸大拇指的“坏习惯”也有可能已经形成了，但是你妈妈还不知道，也管不到你。

在第23周时，你猛增到一个木瓜的大小。这时你的听力已经相当发达，开始能识别妈妈的声音，以免日后一“出门”就认错了人。至于爸爸的声音嘛，没那么重要，再等一个月（第27周）吧。

第32周到了，你差不多是一棵大白菜的尺寸。这时你的味蕾已基本长成，你会在吞咽羊水的时候知道妈妈今天是不是吃了大蒜。你没有选择，只能习惯于妈妈常吃的食物，日后挑食也不完全是你的责任哦。

终于到第39周，你已经长到了一个西瓜的大小，感到了周身空间的狭小，稍稍展臂和伸腿都会引来妈妈的注意和安抚。于是你们俩默默地“商量”：时机成熟的话就到外面的世界去（来）看看吧。

从第一声响亮的啼哭开始，你踏上人生的旅途，义无反顾地一路走去。虽然欢笑多于苦恼，但是每个人都会生病，这是生命的一部分。

没有人能真正记住第一次生病吃药的感受：妈妈说你很乖，不哭也不闹；爸爸却说你一口全吐了出来，弄脏了他的衣裤。也没人能真正回忆起第一次看病打针的情形：妈妈说你很勇敢，还冲着打针的护士阿姨笑呢；爸爸却说你哭得那个惨啊，两块冰激凌才止住。

因为每个人迟早都会生病，所以我们有了医药学，一门专门研究疾病与治疗的学问。千百年来，医药学的精英们一直在探究生命的奥秘、疾病与健康的奥秘。在21世纪的今天，我们对于生命、疾病和健康的认知达到了不可思议的深度和广度。

1981年4月26日，在迈克尔·哈里森医生的主持下，美国加利福尼亚大学旧金山分校医院成功进行了世界上首例的人类开放式胎儿手术。接受手术的孕妇腹中的胎儿患有先天性的尿路阻塞，出现了肾积水，这很可能导致胎儿在出生之前就肾脏坏死，危及生命。为了抢救胎儿的生命，做手术的医生给胎儿做了膀胱造口术，在胎儿的膀胱中放置了一根临时性的导管让尿液正常释放。胎儿出生之后，医生又进行了尿路再造手术，彻底解决了这个婴儿的遗传缺陷。

也许你开始想象，手术时这个胎儿才多大？他能感觉到疼痛吗？做这个手术的医生必须何等精准？也许你还会想：这种先天性的遗传缺陷是如何发现的？是哪一种先进的诊断技术隔着肚皮还有如此高的可信度，可以让接诊的医生如此精准地知道是胎儿的尿路出现了阻塞？

每年在美国出生的约400万婴儿中，约有12万（约占3%）患有某种先天性缺陷，其中一部分可以在出生后得到成功治疗。随着胎儿影像学和各种无创产前检查技术在过去几十年中取得突破性进展，我们对胎儿发育的了解也有很大程度的提高，越来越多的诊断工具使我们能够更精确地识别胎儿发育过程中出现的病情及其恶化的程度和速度，同时辅助我们开发新的医疗技术来帮助子宫内的胎儿早日康复。

如今，胎儿治疗被公认为儿科医学中最有前途的领域之一，而产前手术正成为越来越多具有先天缺陷的婴儿的一种治疗方案。在婴儿出生之前我们就可以相当准确地了解其发育和成长，及时发现可能出现的病变并实施治疗，这是所有家长的祈盼，也是几代医生的夙愿。

2012年4月17日，年仅七岁的美国女孩艾米丽成为第一个接受“融合抗原受体疗法”（Chimeric Antigen Receptor Therapy，简称CAR-T疗法）治疗的儿科患者。在其后的几个星期里，费城儿童医院的医生从艾米丽的血液中提取她的免疫T细胞，将其在体外培养，然后用最先进的生物工程技术对这些免疫T细胞进行了化学修饰，使得这些免疫T细胞能有效识别正在艾米丽体内野蛮生长的癌细胞。体外实验成功之后，这些修饰后的（融合抗原受体）免疫T细胞被重新植入艾米丽的血液中，再次与癌细胞决一死战。

从五岁开始，勇敢的艾米丽与一种最常见的儿童癌症——急性淋巴细胞白血病——顽强地抗争了两年，她的医生穷尽了当时已有的一切治疗方法，在短暂的疗效之后，癌细胞总是一次又一次卷土重来，侵蚀着她越来越虚弱的生命。这一次会有不同的结果吗？修饰后的免疫T细胞移植后，剧烈的免疫反应开始了，昏迷中的艾米丽在生与死的边缘足足挣扎了两个星期。她战胜了死神，苏醒过来，随后的测试震惊了所有人：癌细胞不见了，而那些修饰后的T细胞仍然在那里，准备清除任何试图卷土重来的癌细胞。

在许多人的眼里，这样的描述似乎只应该出现在科幻作品而不是科普作品中。如今，随着基因编辑技术的突飞猛进，我们的医疗技术已经精准到了患者免疫细胞表面标记分子的水平，大概不能更精准了。当然这只是开始，在分子水平和细胞水平上，我们对疾病和健康的了解才刚刚揭开了一角，还有许许多多的未知等着我们去深入探索。

如果说产前手术与CAR-T疗法代表了医药学发展的深度，那么全球基础公共卫生系统的建设和疫病防控则体现了医药学涉及的广度。例如，天花病毒被牛痘疫苗彻底灭绝，引起河盲症的盘尾丝虫已经在伊维菌素的围剿下成为濒危物种……

2019年6月18日，世界卫生组织在官方网站以“从3 000万到零：中国创造了无疟疾的未来”为题发文，高度赞扬中国人民在消除疟疾上所取得的成就：自2016年8月以来，中国尚未发生任何疟疾本地病例。

在20世纪40年代，中国每年有大约3 000万例疟疾，其中有30万人死亡。1955年，中国卫生部制定了《国家疟疾防控规划》，各社区团结一致，改善灌溉条件，减少蚊子滋生地，喷洒杀虫剂并推广使用蚊帐。地方卫生组织建立了防控体系，以尽早发现病例并及时制止疫情的蔓延。到1990年底，全国疟疾病例总数下降到12万左右，疟疾相关的死亡人数减少了95%。从2003年开始，在全球抗击艾滋病、结核病和疟疾基金的支持下，中国卫生部门加强了培训和灭蚊措施，人员配备、实验室设备、药品等方面都有改善。在其后十年间，全球基金提供了总计超过一亿美元的支持，帮助中国的762个县终结了疟疾，使每年的疟疾病例数减少到不足5 000例。

2010年，中国提出了一个宏大的计划：在2020年之前消除疟疾，这是对2000年世界卫生组织《千年发展目标》中的疟疾目标的回应。为了达到这一目标，中国实施了一种高效的监测策略，在病例传播之前迅速发现并制止疟疾，它被称为“1–3–7”策略：在1天内必须报告任何疟疾病例；到第3天结束时，县疾控中心将确认并调查该病例，确定是否存在传播风险；到第7天结束时，县疾控中心将采取措施确保不再传播，包括对发现疟疾病例的社区成员进行检测。

在2016年上半年，全国范围内仅报告了三例本土疟疾病例，在2017年、2018年和2019年均未发现本土病例，实现了三年无病例、彻底消灭疟疾的预定目标。

这是一项很了不起的成就，但是我们离高枕无忧的日子还差得很远。随着全球人口持续增长，全球化经济持续发展，对抗传染性疾病的基础公共卫生建设正面临着新的挑战。2020年，新型冠状病毒引发全球疫情，很及时地给我们敲响了警钟。截至近日，全球被感染人数已经超过250万，死亡人数也超过20万，同时还造成了全球性的经济停摆，各种次生危机与相关的生命和财产损失也将是前所未有的。

有各国政府的高度关注和积极行动，有众多民间组织的志愿加入，有医药界的全力救治和疫苗及药物研发，人类终将凭借集体智慧战胜疫情。但是我们必须警钟长鸣，进行更多的战略投资和储备，健全及时的多重预警系统，才有能力应对各种可能的全球性健康威胁；我们必须携起手来，实现公共卫生资源与信息的共享，因为疫病是我们共同的敌人。

我们走在人生旅途上，有着各自不同的节奏、色彩和旋律，但是我们每个人的结局没有丝毫悬念，哪怕百转千回，必定殊途同归。

英国著名生物学家、教育家理查德·道金斯在他的畅销书《解析彩虹：科学、虚妄和对奇观的嗜好》中写道："我们都将死去，因为我们都是幸运儿。绝大多数人永远也不会死，因为他们根本就没有出生。那些本来可以成为你我，但实际上永远看不到这一天的人，加起来比阿拉伯的沙粒数目还要多。那些未出生的灵魂中肯定有比约翰·济慈更伟大的诗人，比艾萨克·牛顿更伟大的科学家。我们可以肯定这一点，因为我们的 DNA 可能造出的人数要远远超过实际出生的人数。在这种令人感到渺小的赔率中，却是你和我，本着我们的平常心，来到了这里。我们这些赢得了出生彩票而享有特权的少数人，怎么还能因为我们都要不可避免地回到出生前的状态而发牢骚？绝大多数人根本就没有这个机会！”

与生的权力一同降临你我的，是死的归宿。

普利策奖获奖作品《拒绝死亡》（*The Denial of Death*）的作者厄内斯特·贝克尔指出：死亡的威胁始终困扰着我们，但同时也激励着我们。贝克尔认为，我们有许多行为都源于对死亡的恐惧，都是为了减轻我们对即将不复存在的恐惧而进行的无谓努力。在这种恐惧心理的影响下，我们很难以一种平常心去面对死亡，以及死亡带给我们的悲伤。

2017 年 4 月 20 日，在生命的最后一个早晨，87 岁的查理·埃默里克和 88 岁的弗朗西·埃默里克紧紧地手牵着手，这对住在美国俄勒冈州波特兰市的老夫妇已经结婚 66 年了。

查理退休前曾经是一位受人尊敬的五官科医生，在 2012 年被诊断出患有前列腺癌和帕金森氏症。在与多种疾病的抗争中，查理的健康状况愈来愈糟糕，生活质量每况愈下。他夫人弗朗西曾在查理工作过的一家印度医院负责营销和公共关系工作，晚年后一直被心脏病和癌症严重困扰，健康状况极不稳定。

2017 年初，查理感觉到终点正在临近，得知自己可能只剩下 6 个月的时间了，便跟弗朗西开始认真地讨论他们人生的最后选项：在何时何地以何种方式有尊严地死去？埃默里克夫妇仔细研究了俄勒冈州《尊严死亡法》的规定，该法律要求两名以上不同的医生进行检查，确定生存期6个月或更短的预后，并多次确认意图以及患者自行摄入致死性药物的能力，整个程序不得少于15天。非营利机构俄勒冈生命终选（End of Life Choices Oregon）的资深专家为埃默里克夫妇提供了专业的咨询，解答了他们和亲属的各种相关问题。

埃默里克夫妇做出了他们自己的选择。

在那个最后的早晨，查理和弗朗西坐在轮椅里来到大厅，与家人告别，然后紧紧地手牵着手，在处方药物的辅助下一起平静地离开了这个令人留恋的世界，他们的遗体捐赠给了科学研究。

女儿和女婿在二老的许可下记录了他们的谈话和准备工作，直到最后时刻，记录下他俩最终抉择的背景以及坚定的信念。这本来只是为家人留作纪念的，但最终埃默里克夫妇同意将这些影像记录剪辑成短片《生与死：一个爱情故事》，公之于众。“他们没有遗憾，没有未了的心愿。感觉这就是他们的时刻，知道他们能永远在一起真是太重要了。”女儿如是说。

自俄勒冈州1997年成为美国第一个将医学辅助死亡合法化的州以来，已经有一千多名临终的患者在那里完成了医学辅助死亡。从许多方面看，医学辅助死亡仍旧极具争议，但关于死亡的选择和讨论是十分有必要的。

如今在发达国家里，绝大多数人死于繁忙的医院或养老院中，通常是在医生和护理人员的陪伴下。殡仪馆迅速移走死者并进行最后的护理和化妆，几天后在殡仪馆或教堂举行短暂的仪式，随后下葬或火化，一切就结束了。

我们能做得更好吗？如果可能的话，每个人是不是都应该在何时何地死亡方面有所选择？这不再是科学问题，而是人文的问题。

我们讲述生命的故事，在任何一个尺度上它们都是如此神奇美妙。我们讲述医学的故事，从防疫到治疗，它们都是如此鼓舞人心。我们讲述来自生命和医学前沿的人文故事：有急救病房的生死时速，也有重症监护室的悲欢离合；有法医显微镜下的蛛丝马迹，也有微生物世界里的隐秘凶手；有离奇死亡的扑朔迷离，也有临终关怀的爱与尊严……

译林出版社的“医学人文丛书”讲述的就是这样一些扣人心弦的故事。

梁贵柏

2020年4月于美国新泽西

序言

当现代科学在17世纪的欧洲开始形成时，职业科学家还是一个不存在的概念——哪怕到了18世纪科学前进的时代，也依然如此。那些积极研究科学问题的人，以及那些仅仅是感兴趣的人，大多是受过良好教育的上流阶层。事实上，这一状况延续到了19世纪，伦敦皇家学会、英国科学院以及历史最悠久的英国皇家学会的选拔就可以证明这一点。因此，在那几个世纪里，博学的人们通常能够理解绝大部分当时在探索和讨论的科学（当时也称“自然科学”）。

然而，19世纪后半叶，科学加速发展，新的研究领域诞生，相关学科随之出现。因此，对于科学的追求已不再是一种兴趣，而变成了一种职业。在过去的几十年，我们见证了真正的知识爆炸，繁多的课题更趋复杂化，研究项目巨大且昂贵，以及一支由顶级科学家组成的庞大的世界性阵容。在这个时代，新的思想令人困惑、高深莫测、难以理解，只有专家才能领会，而普通的公民（尽管普遍受过良好教育）早已被甩在后面。

如果科学进步的技术成果不是越来越多地影响社会的运作方式，更重要的是影响构成社会的个人的生活方式的话，那么，这也许就无关紧要了。担忧科学可以进行食物基因操纵以及人类生殖基因操纵，担忧它会带来环境污染，担忧它会影响全球性的大众媒体，以上这些只是目前人们对他们眼中神秘而又具有威胁性的科学进步的严重焦虑的几个例子而已。

公众对科学的困惑所造成的显著后果就是目前西方国家强烈的反科学声潮，不仅针对科学及科学家，还针对那些使用已被科学证实的新技术的跨国企业。令人遗憾的是，大多数科学家并不愿意出面解释他们所从事的在本质上是一种高度专业化的工作，在面对持续高涨的反科学情绪时也犹豫不决，没有及时站出来澄清近来的科学进步给人类带来的巨大好处。

但是，如果不了解科学是什么以及它是如何工作的，那么公众就无法评判那些科学发现，无法判断它们对日常生活的影响，也无法理解风险的本质和科学的不确定性。因此，很高兴看到多萝西·克劳福德教授写了这本书通俗又权威的病毒学入门指南。即便是严谨的新闻界至今也不能区分病毒与细菌之间的本质区别，仅这一点就可以证明在这个领域中存在多少混乱与错误。多萝西·克劳福德教授对人类病毒的叙述可靠且易懂，以一种引人入胜的方式，及时又清楚地解释了一个常常被无知者曲解的科学领域。她的书必将引起公众的好奇心，对于那些经常在这个重要话题中显露自己的无知的记者们，这本书应该列入必读书目。

安东尼·爱泼斯坦爵士

前言

1969年，时任美国卫生部部长认为所有的严重性感染都能够得到预防和治疗，他向国会宣布："我们现在可以结束对传染病的研究了。"可事实证明，他大错特错。我们正置身于世界上已知的最大规模、最广泛的致命性病毒大流行的水深火热之中。人类免疫缺陷病毒（HIV）现在是世界上头号感染杀手，也是非洲最常见的死亡原因。自从20世纪80年代初HIV暴发以来，世界各地暴发了空前数量的传染病，包括高致死率的汉坦病毒、埃博拉病毒、拉沙热病毒。

病毒完全不受我们的控制，悄无声息地入侵我们的身体，寄生于我们的细胞。直至如今，病毒仍在与我们这一地球上最复杂的生物一争高下，并在斗争中成为赢的一方。天花病毒1980年被根除，在此之前，仅它就杀死了至少三亿人；同一时期，麻疹每年仍可致250万儿童死亡。一旦我们有办法对付这些老对手，新对手就会出现。我们是否同样有能力控制它们？还是它们会打败我们？这场人与病毒之战将何去何从？

致命病毒的流行引起了恐惧与恐慌，媒体抓住了这种情绪。但我们获取的信息通常是不准确的，且过于戏剧化，以至于“病毒”这个词已有了凶兆的意味。人们有权知道入侵自己身体的微生物的准确信息。虽然“这只是一种病毒”这句话常常用来解释咳嗽、感冒、发烧或乏力等症状，但我们真的清楚由病毒引起是什么意思吗？即便真的遇到了病毒感染，我们知道是哪一类病毒，它又是如何引起这些症状的呢？

本书致力于探讨这些及其相关的问题，并试图向普通读者讲述病毒的奇异之处。病毒仅仅是由一小段被蛋白质外壳包绕的遗传物质组成的，却可以引发大混乱。这小小的生物如此成功地摆布我们，让人不由得心生佩服。当然了，在这本书中，我将以拟人化的手法描述病毒。如果这样的写法呈现给读者的是栩栩如生的病毒，并且能够揭示其本质——巧妙的、善于操纵的但归根结底有害的寄生生物，那么目的便达到，我也就不必为这种写法抱歉了。

在第一章中，我将概述病毒的具体细节，并介绍病毒与宿主之间源远流长的战斗，以及这场战斗给双方命运带来的影响。在接下来的章节中，我将讨论病毒利用宿主进行生存和复制的各种策略，其中很多可致病。每一章都会聚焦于一种特殊的感染模式，即病毒所引发的急性感染、慢性感染，或者是癌症。在最后一章中，我将回顾过去、现在以及未来的治疗方案。全书均以个别病毒为例，所以有些病毒，如 HIV，就会出现在多个章节中。本书还涵盖了“疯牛病”，因为疯牛病是由某种病原体引起的，尽管我们现在知道这种病原体并非典型的病毒。

本书的完成得到了很多人的帮助，在这里我无法一一致谢。事实上，这些人中大多数并不知晓自己曾给予我帮助，因为在过去的几年里，我那盗窃狂一般的大脑一直在疯狂地收集有关病毒的任何信息，比如有趣的事实、数据、短语或者是引语，无论是书面的还是口头的，只要可以用来说明一个观点。凡是曾在具体的主题上提供了专业性的建议和资料的人，我都会在文中具名。在此，我要感谢所有愿意花时间阅读、修改并对手稿提出建议的人。我衷心感谢格伦达·福克纳和阿莱罗·托马斯所提出的建设性意见，感谢萨拜因·奥斯汀–布鲁克斯所做的文献研究以及专业的文书协助，感谢苏珊·哈里森对编辑工作的帮助和建议。

我希望这本书能为读者带来趣味和启发。

多萝西·克劳福德

2000 年 9 月于爱丁堡

谨以此书献给我的母亲

玛格丽特·克劳福德（1913—1973）

目录

引言　致命的寄生虫

1967年7月，在非洲扎伊尔偏远的莫塔巴河谷的热带 1
雨林里，一支全新的、意想不到的“军队”攻击了正在那里作战的美国雇佣兵。这支“军队”杀戮的方式快速、高效并且十分可怕。受害者先是剧烈头痛、高热、大出血，继而肺部完全溶解液化。死亡成了一种仁慈的解脱。这看起来像是敌人释放了一种有毒气体，但实际上，一种致命性病毒如龙卷风般席卷了整个部队，留下了毁灭性的后果。美国陆军参谋长进行了一次简短的探访，他们不想摊上事，便向山谷投掷了一枚炸弹，销毁了所有证据，掩盖了这一事件。

但近三十年后，同一种病毒卷土重来，这次，它来到了美国本土。一只讨人喜欢、看似无害的宠物猴携带莫塔巴谷病毒乘船抵达洛杉矶。这只宠物猴于非洲雨林捕获并在市场上出售，只要给美国港口官员一笔小小的贿赂，就足以逃过检疫隔离，非法入境美国。就这样，致命病毒踏入了这个国家。这只猴子在主人身上吐了一口感染了病毒的唾沫，又用它已沾染病毒的爪子抓伤了一名潜在买主，
2 之后，它被放生到了加州的松林。与此同时，尽管这种病毒的潜伏期只有短短 24 小时，但寄生在宿主体内的它们仍然想方设法传播得远而广。在一架去往波士顿的飞机上，经由一个吻，病毒就从首位感染者传给了他的伴侣，并来到了波士顿。然后病毒又通过一个咳嗽产生的飞沫，传染了一整个剧院的观众。从这里开始，病毒就像野火一样蔓延开来，引起了可怕的症状，而且百分百致命。

这样的流行病具备一部优秀的惊悚片所需的全部元素——悬念、恐慌、灾难，以及一个令人满意的结局。这是 1995 年上映的电影《极度恐慌》的开头。[1] 达斯汀·霍夫曼和蕾妮·罗素饰演的医生夫妇共同应对迅速发展的危机，在紧要关头找到了一种治疗方法，使人类逃过了大灭绝。这个世界末日般的故事已经足够吓人了，但真正令人恐惧的是，这部电影根据真事——埃博拉病毒在现实生活中的第一次暴发——改编。

电影一开始，银幕上出现这样一句话，“人类继续统治地球的最大威胁是病毒”，出自诺贝尔奖获得者乔舒亚·莱德伯格。

这是真的吗？病毒竟有如此智慧，足以战胜我们？它

们为何能赢得这样的可怕声名？

本书探讨了人类从猿类时代开始与病毒之间的战斗历程。人类在过去是如何对付病毒的？新病毒从何而来？我们是否有能力应对这样的攻击？新病毒可以毁灭人类吗？

我将在本书中讨论以上问题，并尝试回答其中最重要的那个：这场战役的结局会怎样？谁将笑到最后——人类还是微生物？

在过去的 25 年中，新型病毒传染病的暴发显著增加。 3
拉沙热、埃博拉病毒、HIV，以及汉坦病毒，一个接一个地出现了。它们会导致严重的疾病，引起恐惧与恐慌，并且传播迅速，大多数感染者都难逃一死。埃博拉就是典型的例子。1976 年，扎伊尔北部扬布库，在丛林边的一个村庄里，一名老师生病了。他来到当地的教区医院，主诉自己头痛和发热。教区的比利时修女根据他的主诉，予以抗疟药注射治疗。但他感染的并不是疟疾，而是埃博拉。几天之后，这名老师便去世了，但在他去世之前，致命病毒已传染了其他数人，包括他的家人以及给他诊治的修女们。由此开始的这次埃博拉大流行共感染 318 人，其中 280 人死亡。

尼日利亚的拉沙热病毒和美国的汉坦病毒最近也造成了类似的流行和死亡，但在 20 世纪，最可怕的新型病毒传染病是 HIV。它被称为人类的终结者，在过去短短二十年间从非洲传播到了世界上的所有国家。它已造成 1 300 万人死亡，而且并没有丝毫要停下来的迹象。另外有 3 300 万人（超过了加拿大总人口）被感染，他们几乎注定会过早地逝去。

在更加深入地了解这些病毒之前，我们需要弄清楚：什么是病毒，它们与其他微生物的生命形式有何不同，以及它们是如何获得这般令人胆寒的声名的。

第一章　病毒、细菌和微生物

微生物无处不在，人体正受到这群看不见的敌人的攻 5
击。细菌、原生生物以及真菌潜伏在任何角落，蓄势待发，等待时机。事实上，在人类的体表或者体内存在大量微生物，它们从人类身上汲取养分，这些微生物的数量比全人类还要多。然而，其中的大多数并不致病，甚至还可能对人有利，比如，有的可以吞噬脱落的皮肤角质细胞，或者帮助我们分解消化道自身难以分解的分子物质。作为回馈，我们给它们提供食物和住所——一种真正的共生关系。

与此不同的是，病毒不能简单地以我们或其他生物为“食”。它们的要求更高，为了生存和繁殖，它们必须入侵活细胞。一旦进入活细胞，病毒就会从细胞中获取所需，而且不会给予任何回报。所以，病毒是寄生虫，虽然它们经常与其他微生物形式，如“细菌”，混为一谈，但其实它们有本质上的不同。这些差异使得病毒独一无二，有时成为致命的敌手。

聪明、危险、狡猾、灵巧，这是一些常用来描述病毒的形容词，似乎还很贴切。但是，这些词真的能描绘出病
6 毒的本来面目吗？确实，病毒会抓住任何可能的机会，充分发挥其智谋，入侵宿主并致病。它们似乎能够设计出攻击和逃生策略，但这等于在说病毒会思考。然而，病毒并没有大脑，故而也无法决定自己的命运。那么，如此小又如此简单的东西，为何如此聪明？它们是如何做到侵占、蹂躏比它们更复杂、更精密的物种的？这些问题极具吸引力，对于全世界的科学家而言是一个持续的挑战。

看不见的入侵者

病毒代表着最原始的生命形式。它们是迄今为止最小、最简单的病原体。（朊粒，公认的传染性蛋白质，要更小，但它们的性质尚未完全确定。参见第四章。）事实上，病毒仅仅是一小段由蛋白外壳保护的遗传物质（或者就像彼得·梅达瓦爵士[1]所说的，“一个裹在蛋白质里的讨厌鬼”）。[1]

“病毒”一词意为“亚显微实体”，[2] 该词创造于 20 世

---

[1] 1960 年，彼得·梅达瓦因对免疫学做出的杰出贡献，荣获诺贝尔生理学或医学奖。——译注（本书页下注均为译者注。）

纪初，那时科学家们终于意识到病毒并非极小的细菌。大多数常见的感染都是由细菌或病毒引起的，但仅凭对感染患者的观察很难区分二者。麻疹、水痘、腮腺炎以及风疹均由病毒感染引起，而白喉、百日咳、伤寒以及结核均是由细菌感染引起。细菌和病毒两者都可造成肺炎、脑膜炎以及胃肠炎[1]。所以，大多数人认为病毒与细菌差不多就是同一个东西，这也并不奇怪。

有一个令人难忘的报纸头条——《致命病毒吃了我的 7
脸》——出现在 1994 年，当时暴发了一种“食肉病”。[3] 媒体报道称罪魁祸首是“一种病毒”，尽管这种疾病，即坏死性筋膜炎，实际上是由一种细菌引起的。无独有偶，1996 年，在苏格兰威肖，约翰·巴尔的肉铺引发了世界上最严重的一次大肠杆菌（*E. coli* 0157，一种细菌）胃肠炎的大暴发，感染人数超过 200 人，其中 29 人死亡，不止一家报纸将其归咎于“大肠杆菌病毒”。[4] 而现在，按《星期日独立报》所说，连致命的多重耐药的结核杆菌也成了一种病毒。[5]

媒体的错误信息使人们更加坚信，病毒和细菌是几乎

[1] 胃肠炎，胃、小肠及大肠黏膜炎症。尽管胃肠炎也可在药物和化学性毒物（如金属、部分植物成分）摄入后发生，但大多数是感染性（如病毒、细菌或寄生虫）胃肠炎。摄入途径可能是食品、水，或通过人与人传播。症状主要表现为厌食、恶心、呕吐、腹泻和腹部不适。

一模一样的野兽，虽然二者均肉眼不可见——可是，它们的相似之处也就这一点罢了。两者就连相对大小都相差甚远；如果一个病毒相当于一个人那么高，一个中等大小的细菌可能就有自由女神像那么高。实际上，细菌的长度为1～10 微米（1 微米等于 1 米的百万分之一），300 万个细菌可以舒舒服服地并排坐在一个针尖上。你可以使用能放大 200 倍的普通的光学显微镜来观察细菌，但是，最小的病毒是细菌的 1/500，只能通过可放大 10 万倍的电子显微镜进行观察。

细菌是地球上最早期生命的直系后代，展示了构成所有动物和植物的细胞的蓝图。它们是最小的微生物，无须依赖其他生物便可存活，其中的大多数是生活在自然环境中的单细胞生物。地球上一切生命的存在都离不开细菌，细菌的作用好比一个个微型回收工厂，回收并转化出种种分子与原子。它们每天忙于将死亡的动植物分解成可再次
8 利用的成分。其释放的气体可构成我们的空气，而简单的分子可重新生成新的植物和动物。只有极少数的细菌会入侵其他生物，引起疾病。

细菌生长与分裂的方式与更复杂生物的细胞类似，即简单地一分为二。只要提供给细菌所需的所有营养物质，它们就能每 20 分钟左右分裂一次。因此，一个细菌经 24 小时便可产生一个数量超过 4 000 000 000 000 000 000 000

（4×10^{21}）的同一细菌的菌落。

与所有的生物一样，细菌也包含遗传信息——DNA——以确保它们的特性能够传递给子代。细菌的 DNA 所携带的遗传信息可合成大约 4 000 种蛋白质，这些蛋白质足以保证细菌自身的生存与复制。细菌还包含读取 DNA 信息所必需的全部的细胞机制，可将信息下载于 RNA 中，并通过 RNA 生产蛋白质。所有的这些反应均由复杂的新陈代谢过程提供能量，这个过程需要输入氧气，并释放二氧化碳。

和细菌不同，病毒只靠自己什么也做不了。它们不是细胞，只是一些病毒颗粒，没有能量来源，也没有任何合成蛋白质所需的细胞机制。每一个病毒颗粒仅仅由遗传信息和包绕在遗传信息外面的蛋白质外壳（称作“衣壳”）组成。这些病毒颗粒携带遗传信息从一个细胞进入另一个细胞，勇敢闯荡外面的世界，同时将传染病传播开来。病毒只有 3～400 个遗传因子，即基因（人类则有约三万个），这一小段遗传信息带有病毒进行自身复制的遗传密码。但想要繁殖，它们必须侵入活细胞，并对其进行控制。

现今，“病毒”这个术语也被用于描述非生物介质，如
计算机病毒。这些现代的“病毒”是看不见的寄生虫，它 9
们会感染、繁殖并引起疾病，尽管是作用于计算机程序而非活细胞。它们通过磁盘或电子邮件传播，一旦进入计算

机，就会播散开来，破坏程序，引起一片混乱。因为这些病毒频繁“变异”，所以可用的解决方案十分有限。从以上的这些特点来看，计算机病毒与生物病毒极其相似。我们可以这样类比，生物病毒就是磁盘，只有当它进入计算机（即细胞机制），才能发挥作用。只要病毒能够进入一个细胞，这个细胞就会读取病毒的遗传密码（上面写着“复制我”），并开始它的工作。

所以，病毒入侵生物，霸占它们的细胞，并将细胞转变成病毒繁殖的工厂。在一两天内，就有成千上万的新病毒出现。病毒的目的并不是引起疾病，但病毒感染通常会削弱或破坏细胞，所以如果足够多的细胞被感染的话，就会产生一些后果。整个器官都有可能被毁掉，假如这是重要且不可替代的器官，那么感染将是致命的。例如，狂犬病病毒会破坏脑细胞，而埃博拉病毒会杀死构成血管的细胞，引起严重的大出血。

一些病毒给感染的细胞留了一条生路，尽管处于虚弱的状态，仍可继续繁殖新病毒。当这种情况发生时，病毒感染会对细胞乃至整个动物或全株植物产生奇异的效果。一个著名的例子是，正是这种情况引发了 17 世纪荷兰的“郁金香热”，当时首次培育出了美丽的杂色郁金香。16 世纪中叶，郁金香从土耳其传入欧洲，很快荷兰便成为郁金香交易的中心。花农在纯红色郁金香的基础上，培育出了

带有白色条纹的杂色花，这被称为“碎色”。这些奇异的花
朵底部是白色，花瓣上点缀着红白相间的精致花纹。“碎 10
色”郁金香稀有而珍贵，被视为身份和地位的象征。但是这
些花儿既美丽又变幻莫测。就如安娜·帕福德在她的《郁金
香》一书中所提到的那样：“这种花有一个独特的招数，更
是极大增加了其吸引力。它似乎会随意改变颜色。”[6]

虽然“碎色”郁金香的球茎可一直保持原样，但是整块培植地里仅有一到两个这样的球茎。没有一个着迷的植

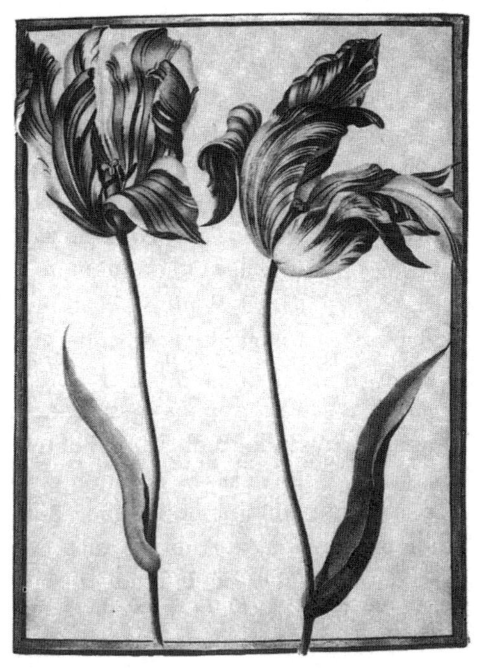

图 1.1　17 世纪首次培育的“病变”郁金香

物培育者能够解释郁金香颜色突然改变的原因。显然，它
11 并没有遵循从其他植物研究中所得出的遗传法则。相较于纯色郁金香，“碎色”郁金香不够茁壮，所有这一切共同助推了球茎的高价。但在1634—1637年，事件的发展已完全失控，“郁金香热”开始了。一株球茎以5 400荷兰盾（约等于现在的40万英镑）的单价成交——相当于阿姆斯特丹一幢洋房的价格，或者一名工人15年的工资。“郁金香热”达到顶峰的时候，委托像扬·凡·海以森这样的著名花卉画家为你绘画一幅“碎色”郁金香（价格高达5 000荷兰盾）都要比购买一个球茎便宜得多。

从瘴气到病毒

路易·巴斯德和罗伯特·科赫首次证明了传染病是由微生物引起的。19世纪中叶，在巴黎工作的巴斯德和在柏林工作的科赫（两人互为对手）发现了病变物质中的细菌，发明了用培养基培养细菌的方法，并证明了细菌可以将疾病传播给易感动物。炭疽杆菌是第一个被分离出来的病原菌，它主要引起羊的致命性疾病，但也可以感染人类。随后，有更多的病原菌被发现，包括致命性疾病（如结核病和霍乱）的致病菌。这些巨大的进步催生了传染病的现代“细菌理论”。

从希波克拉底时代到19世纪初，人们普遍认为疾病 12
主要是由两种形式的毒素引起的，即“病毒”和“瘴气”。“病毒”是指看得见的毒素，如蛇的毒液、疯狗的唾液，以及植物的有毒分泌液。“瘴气”是指看不见的气体，来自沼泽、死水、未掩埋的人畜尸体，引发传染病和瘟疫。对于一个未受过科学思维训练的人来说，要放弃这些信念，接受疾病实际上是由侵占你身体内部的微生物而非来自外部的有毒物质引起的，这需要观念上的巨大飞跃。所以，毫不奇怪，在微生物理论的革命性发现之后的一段时间里，人们仍然广泛认为细菌是疾病的结果而非原因，直到19世纪中叶，微生物理论才被普遍接受。

在20世纪初期，人类已经发现了几百种细菌，但仍有很多严重的传染病病因不明。其中包括几种常见的疾病，如麻疹、天花、狂犬病、黄热病，以及牛口蹄疫和植物烟草花叶病。因为传染病对人类生活带来严重的影响，所以这些疾病都得到了详细的研究，但没有分离出任何细菌。

1876年，阿道夫·迈尔——德国科学家、荷兰瓦格宁根农业研究所主任——可能是第一个成功地传播病毒性疾病的人。他致力于烟草花叶病的研究，他之所以这样命名该病，是因为该病会导致烟草叶片上出现黑斑和亮斑。这
种疾病对荷兰经济具有重大的影响，因为它会摧毁他们获 13
利颇多的烟草作物。迈尔捣碎染病植株的叶片，并用提取

物侵染健康植株的叶片，引起健康植株患病。他认为这其中的活性物质一定是一种酶或毒素。后来，与迈尔共事的荷兰土壤微生物学家马蒂纳斯·贝杰林克进一步探究了这个谜团，他用陶瓷细菌过滤器对染病叶片的稀释汁液进行过滤，该过滤器的孔径小到足以挡下所有的已知细菌。过滤后的汁液不仅仍具感染性，而且在感染第二株植物后又有了最初的致病力。这证明滤液中的病原体能够复制，并且它是某种活的微生物，不是一种酶或毒素。

接下来的时间里，人们围绕这个所谓“看不见的微生物”的性质展开了紧张又激烈的讨论，直到 1903 年，皮埃
14 尔·鲁，巴斯德的接班人、巴黎巴斯德研究所主任，用科学术语解释了它们的特性。他确定了三个重要的特征：

1. 可过滤——它们体积小，因此可以通过能够挡住细菌的过滤器。

2. 看不见——它们无法通过光学显微镜观察到。

3. 不可培养——它们不能在细菌培养基上生长。

为了描述这些微生物，“滤过性病毒”这一术语被创造出来，即便如此，在接下来的三十年里，大多数科学家依然认为病毒只是一种非常小的细菌。

从 1900 年到 20 世纪 30 年代，病毒的物理性质越来越明了，但它们的感染及繁殖方式仍旧是一个谜。过滤孔的细化意味着能够准确地测量病毒的大小，而新的细胞培养

技术使得许多病毒可在培养细胞中生长、纯化，由此证明了病毒对活动物的致病作用。含有鸡胚的鸡蛋被证明很适合用来培养某些特定的病毒，因为接种在卵壳膜上的病毒在 3～4 天之后就会出现明显的变化（即斑块）。用显微镜观察这些斑块之后，人们意识到，病毒在活细胞**内部**繁殖，并且通常会杀死受感染的细胞。

1938 年，电子显微镜的发明终于使病毒的亚显微世界变得清晰起来。头一遭，科学家们可以研究这些细小的微生物令人难以置信的结构和对称性了。

但是，人们对于病毒的本质依旧存在分歧。1935 年，提纯出来的烟草花叶病毒的结晶似乎证明它是一种以某种方式进行自我复制的纯蛋白。然而，1953 年，剑桥大学的 15
詹姆斯·沃森和弗朗西斯·克里克发现染色体携带由 DNA 构成的基因，并最终破解了 DNA 的双螺旋结构，此时人们终于明白，病毒包含蛋白质，同样也包含遗传物质。由此，病毒终于被列为一个独立的微生物类型，病毒与细菌之间的本质区别也得到了充分的认识。

活着或者死亡？

《牛津词典》将“生物”定义为“具有区分活的动植物与无机物的条件，包括生长的能力、功能性活动以及死亡之前的连续性变化”。[2] 就病毒而言，这是一个相当无用的定义，因为病毒只需入侵活细胞就可获得活性。虽然它们具有一些生物的特征，但它们缺少生命所必需的许多特性。例如，它们能够繁殖，尽管只有在大量的帮助下才可完成。另一方面，它们缺乏生产能量所需的所有代谢过程，以及合成蛋白质所需的分子机制。

现在，该问一下病毒是从哪里来的了。举个例子，它们是从其他生物进化而来的吗？如果是这样的话，又是从什么生物进化而来的呢？遗憾的是，病毒并没有留下任何可供追溯起源的化石记录。然而，尽管它们是在大约一百年前才被发现的，但我们知道，它们存在的时间比人类要长得多。实际上，所有的生物，无论是植物、动物还是微生物，都有自己独特的病毒，这些病毒与它们共同进化了数百万年。对病毒的起源感兴趣的科学家们将现今的病毒
18 的基因组成与其他微生物的基因组成进行比较，从中寻找线索。正如人类的进化树可以从相似的猿类和猴子追溯到最简单的哺乳动物一样，也存在可以追溯的一系列的微生物，从最复杂的独立生存的细菌，到最简单的可以复制自身的分子。

如今，大多数人认为病毒是遗传物质中的叛逃碎片，它们以某种方式挣脱染色体，并且找到了一种独立复制的方式。也许可以用“跳跃基因”表示这一过程的开端。它

们可以从染色体的DNA链中逃离出来，再在另一个位置重新结合，但它们不能逃出细胞。比这更进一步的是质粒。质粒是在细菌中发现的DNA片段，存在于细胞核中，但它们不属于细菌的染色体。它们携带着某些额外的基因，这些基因有时会对宿主不利。例如，质粒提供的基因可以让细菌对抗生素产生耐药性，或者产生有害毒素。和病毒一样，质粒完全依靠细胞进行复制，但它们不能被归类成病毒，因为它们不能产生病毒颗粒。质粒被困在细胞里面，它们的传播能力极其受限。大多数情况下，它们只能在细胞分裂的时候从母细胞转移到子细胞，但偶尔也会在两个细菌短暂结合以交换遗传信息的接合[1]过程中，直接从一个有机体转移到另一个有机体。

质粒可能是病毒的前身，但有些人认为，病毒是由细菌进化而来，这些细菌从独立生存的细胞退化成了寄生虫。如果真是这样，那么在很久以前的某个时刻，它们一定是发现，窃取重要的营养物质比自己制造营养物质更加容易，最终它们完全失去了自己的生产能力，沦为专性寄生虫。
然而，这种情况似乎不大可能发生，因为退化寄生细菌确 19
实存在，但它们明显与细菌相似，而与病毒截然不同。

[1] 接合，细菌通过菌毛相互连接沟通，将遗传物质从供体转给受体菌的方式。

所以，病毒既可能是将寄生能力发挥至极致的活细菌的后代，也可能只是一小段遗传物质，内置了自身繁殖的密码。因此，病毒是不是活的生命，依然是仁者见仁智者见智的问题。大多数传染病学家认为带有遗传特性的病原体是活的，然而，许多分子科学家倾向于认为病毒只是遗传物质的另一种分子形式，可以在试管中进行操作。从长远来看，这真的重要吗？不管你怎么看，毫无疑问，病毒是独一无二的，完全不同于构成其他生物体的细胞。

军团集结

每一次病毒感染宿主，一场战斗便打响了。比如，流感病毒只有 3～4 天的时间来造成感染，之后宿主要么死亡（幸运的是，这并不常见），要么控制住感染，并消除病毒。在此期间，病毒必须尽可能多地感染细胞并且快速地进行繁殖，繁殖出来的子代病毒[1]必须赶在被宿主的免疫系统消灭之前迅速撤离。但是，无论会遭遇什么样的结果，都阻挡不了病毒继续传播的步伐。许多病毒在细胞外只能存活 1～2 天，如果在此期间病毒找不到下一个宿主的话，等

[1] 病毒进入宿主细胞后，经过基因组复制，释放出的新病毒即子代病毒，也就是病毒进行一个复制周期的产物。原文中的 offspring 翻译为子代病毒。

待它的只有变干、失去活性直至死亡。因此，为了长久地存活下去，病毒脱离上一个宿主之后，必须迅速锁定并入侵下一个宿主，保证感染链的完整。

病毒颗粒是完全惰性的，它们无法实现自我传播，因
此，病毒要在外面的世界存活下来全凭运气。它们飘荡在 20
空气中，漂浮在液体内，甚至潜伏在食物里，寻找着机会。就像植物的种子一样，病毒繁殖数百万的后代，寄希望于其中至少能有一个找到并侵入新的宿主。病毒绝不放过任何攻占新宿主的机会，如此锲而不舍，不成功都难。

病毒感染机体的第一步通常是先攻下表皮细胞——皮肤，以及黏膜（消化道、呼吸道或者泌尿生殖道）。它们在入侵部位大量繁殖新病毒，有的传播至内部器官，有的则随分泌物或排泄物排出体外。

我们中的大多数人小时候都有过这样的经历，手上长了一种疣，虽没什么害处但奇丑无比；脚底也长过一种很痛的疣。引起这些病的罪魁祸首就是乳头瘤病毒，它们通过一个小小的伤口或擦伤就能入侵我们的皮肤，一经感染，就伴有皮肤细胞的增生。为了促进繁殖，这种病毒会刺激那些已感染的细胞，使其生长速度快于周围正常细胞的生长速度，增长出来的细胞向外凸起，形成花椰菜状的疣，而这些凸起的疣能够散播更多的病毒。仅仅一次握手，就足以把病毒传给另一个人，完成整个感染的过程。

单纯疱疹病毒也会感染皮肤细胞，表现为细胞肿胀和破裂，释放出大量的新病毒，并引起疼痛的小疱疹。在脸部，常见于口唇周边，单纯疱疹病毒可造成常见的唇疱疹。这些小水泡的浆液中充满感染性的病毒颗粒，很容易通过密切接触（比如接吻）传播。在生殖器区域，单纯疱疹病毒会引起生殖器疱疹，这是最常见的一种生殖器溃疡。生殖器疱疹极易通过性接触传播，具有高度的传染性。但是通过性接触传播的病毒并不局限于生长在生殖道的病毒，乙型肝炎病毒、HIV 这类存在于血液中的病毒也可以经过性接触传播。生殖器分泌物中通常只含有少量可以携带病
21 毒的白细胞，但是，伤口或者生殖器溃疡导致的仅仅一分钟的出血量，就足以显著增加血液中的病毒通过性接触传播的机会。

“德里肚”和“树莓甜点”

我们中的大多数人在旅行时都经历过“闹肚子”（俗称“德里肚”“阿兹特克两步舞”[1] 等）带来的小小不便，但这

---

[1] 德里肚，腹泻的代称之一，因游客在印度常发生肠胃症状而得名。阿兹特克两步舞，腹泻的代称之二，因游客在墨西哥或南美常因饮食发生腹泻而得名。阿兹特克，墨西哥古文明国家；两步舞，拉美传统舞蹈。

些感染也可能会有很严重的后果。单是轮状病毒每年就可致 80 万人丧命。轮状病毒暴发于普遍过度拥挤、卫生条件差的发展中国家，通过污染的食物或者饮用水（粪-口途径）在人与人之间传播。它们擅长在胃酸环境中存活，然后在小肠内增殖。在这里，它们彻底摧毁肠壁细胞，引发急性腹泻和呕吐。大量水分流失引发脱水，可迅速导致虚弱和营养不良的患者死亡。此外，它还可以经由感染患者的粪便排出体外，大约每克粪便中就有 1 000 000 000（10^9）个轮状病毒。这些病毒可在污水和水中存活数周，等待时机感染新的宿主。

但是，食物中毒并不局限于发展中国家。1977 年，当 120 名杰出的医生聚集在伦敦药剂师大厅参加年度晚宴时，他们无从预知接下来会发生什么。两到三周之后，50 名宴客（包括厨师和一名服务员）均染上了黄疸。负责调查此次事故的医生诺曼·诺厄明确了感染源是甲型肝炎病毒，而携带病毒的正是他们都品尝过的甜点——树莓蛋糕。[7] 他
发现，这些树莓是两年前在苏格兰敦提市采摘的，在当地 22
一家工厂冷冻存储。诺厄怀疑是一批数量在 20 个左右的果篮受到了病毒污染，他认为感染源头可能是一名受感染的工厂工人，该工人在称重时短暂接触了它们，也可能是农田里一名身份不明的采摘工人。

这次疫情已经够糟糕的了，但在调查期间，曝光了采

摘工人们更加令人瞠目结舌的行为。用于冷冻的树莓必须是干燥且完好无损的，所以要将它们保存在小果篮里。但是用于制作果酱的树莓并不需要这么精细的保存条件，它们全都存放在大木桶里。为了增加木桶重量从而增加收入，农田里的采摘工人们便养成了往木桶里解小便的习惯。这实在是个令人不快的习惯，但幸运的是这一行为不会带来危险，因为在果酱制作过程中，水果经过高温烹煮，足以杀死任何病毒。

老话说得好，“咳嗽和喷嚏传播疾病”；喷嚏会产生液体分泌物的颗粒性水雾，就像从加压罐里喷出的喷雾。引起感冒或流感的病毒是在鼻子和鼻窦中生长并刺激喷嚏反射的，因此，病毒是如何传播的也就不难想象了。感染者的喷嚏喷出数百万满载病毒的飞沫，飘浮在空气中，时刻准备着被拥挤的火车车厢、教室或托儿所中共处的人们吸入。在温带地区，这是最常见也最有效的病毒传播方式，也是最成功的病毒（如麻疹、腮腺炎、风疹和水痘）所使用的途径。在疫苗接种出现之前，它们几乎感染了每一个儿童。

吸血鬼

最广为人知的由蚊子传播的微生物可能就是疟原虫

了，[1] 不过，病毒也会利用吸血昆虫来获取帮助。这些病毒 23
主要感染动物，并通过蜱虫、沙蝇或蚊子从一个宿主传播到另一个宿主。受感染的动物是传染病的天然储存宿主，任何碰巧闯入动物–昆虫–动物循环并被携带病毒的昆虫所叮咬的人都可能染病。黄热病毒和登革热病毒是最常见的危害人类的虫媒病毒。它们都能自然地感染猴子，都通过雌性埃及伊蚊传播，都可引起致命的出血热。因为病毒的生命周期与蚊子的生命周期密切相关，所以，蚊子在哪里繁殖，病毒也会在哪里繁殖。病毒与昆虫之间的这种联系最初就是在黄热病研究中发现的，但当时花了很长时间才揭开这个秘密。

黄热病于 1648 年在古巴哈瓦那首次报告，很快在南美洲和北美洲流行开来。该病毒很可能是在 1647 年前后，通过一艘开往巴巴多斯的奴隶船，从其发源地非洲传到美洲

[1] 疟原虫属于真球虫目、疟原虫科、疟原虫属，是疟疾的病原体。疟原虫种类繁多，虫种宿主特异性强，在两栖类、爬行类、鸟类、哺乳动物体内寄生的疟原虫，其生物学特性方面存在显著差异。以前认为，寄生于人类的疟原虫主要有四种，即间日疟原虫、恶性疟原虫、三日疟原虫和卵形疟原虫。1880 年，法国学者查尔斯·拉韦朗在恶性疟病人血液中发现引起疟疾的病原体——疟原虫，并由此获得 1907 年诺贝尔生理与医学奖。1897 年，在印度工作的英国军医罗纳德·罗斯证实按蚊是疟疾的传播媒介，证明了疟原虫在按蚊体内的生活周期及其通过叮咬传播疟疾，因此获 1902 年诺贝尔生理与医学奖。

的。蚊子靠在船上的水桶中繁殖得以存活下来，并在长期航行中持续在乘客和船员间传播病毒。一到港口，蚊子便向内陆飞去，在当地雨林里繁衍生息。

1898 年，美西战争期间，一场黄热病大流行侵袭了占领古巴的美军，导致 231 名士兵死亡。这场灾难终于说服美国政府采取措施对抗这一恐怖的疾病，它已折磨美国两个多世纪。感染者们会出现高热、严重的头部和关节疼痛、出血、恶心以及呕血。许多患者死于内出血阶段，但其他患者的病情会继续发展为黄疸，黄热病由此得名，后一类患者通常死于肝脏、心脏或肾脏衰竭。该病的流行常发生
24 于气候温暖湿润的滨河城镇，像孟菲斯和新奥尔良，也会出现在港口城市，如纽约和费城。1793 年，费城暴发了一场毁灭性的大流行，仅仅四个月，死亡人数就超过四千人，这是当地人口的十分之一。

黄热病的传播方式在过去一直是个谜。它似乎并不是直接由一个人传播给另一个人，也不是通过污染的食物或饮用水，而往往是由那些逃离疾病肆虐的城镇的居民从一个社区带到另一个社区的。黄热病在港口出现的时间往往与来访船只出现的时间同步，但对船只进行隔离并不能阻止病毒向城镇传播。此外，无法从感染患者身上分离出什么细菌。如此种种困惑，使得一些人认为黄热病根本不是一种传染病。

1900 年，美国陆军成立了美国黄热病委员会，美国陆军医学院的细菌学教授沃尔特・里德率领四名美国医生前往哈瓦那，调查这一致命疾病。他们在志愿者身上进行实验，以查明蚊子是否会传播这种疾病，而该团队中的三名成员自愿充当人类小白鼠。他们最终确信病毒是由蚊子传播的，但在此之前，该团队的两名成员，詹姆斯・卡罗尔（最初是里德实验室助理）和杰西・拉齐尔（约翰斯・霍金斯医学院临床实验室负责人），感染了这种疾病。卡罗尔虽有病情加重但最终康复了，而拉齐尔却不幸去世。

蚊子能够传播疾病在当时是一个全新的概念，起初受到百般嘲讽。然而，在对更多的志愿者进行了更完善的对照实验后，足够多的人被说服了，开始组织实施预防措施。1901 年，威廉・戈加斯少校领导一支美军队伍，以移除蚊子繁殖地的方式，着手清除哈瓦那的蚊子。他们排干所有的积水，或者在积水上覆一层油，以此成功地控制住了城 25
市中的黄热病。最终，在 1937 年研发出了一种疫苗，此后，该疫苗阻止了严重疫情的暴发。

在非洲及南美洲，热带雨林里的猴子是黄热病毒的储存宿主，它们的血液携带病毒。但它们依旧很健康、充满活力，这可能是因为多年来它们的身体已习惯了感染的状态。当一只雌性蚊子叮咬一只携带黄热病毒的猴子饱餐一顿之后，它就会将病毒传给下一个被叮咬的猴子或者人。

但是，病毒在蚊子体内不仅仅是一个被动的过客，它还能在蚊子的肠道里繁殖，并转移至唾液腺（在此处也可进行繁殖），同时等待着蚊子将唾液注入下一个受害者。所以，病毒在蚊子体内扩增几千倍而不会引起任何疾病，因为这可能会危及病毒成功传播的机会。一旦蚊子将黄热病毒从猴子传播给人类，病毒就可以在人与人之间直接传播，而且在拥挤的城市环境中也很容易做到这一点。

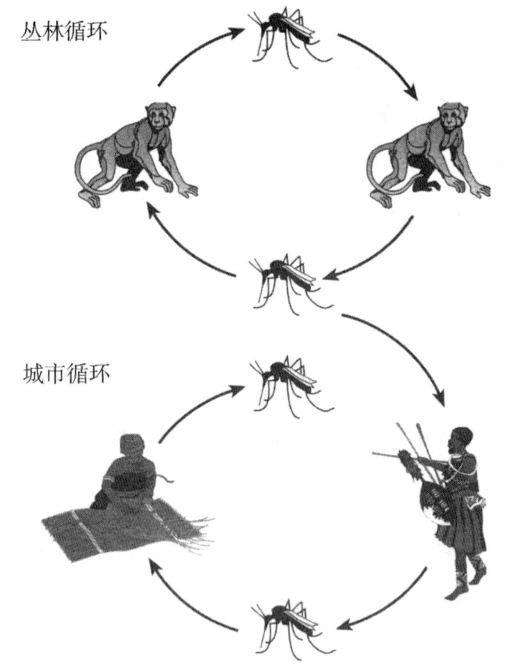

图 1.2　黄热病的传播循环过程。在丛林里，病毒通过蚊子在猴子之间传播。如果一只携带病毒的蚊子叮咬并感染人类，那么就有可能出现人与人之间的传播。

通过蚊子传播的黄热病病毒已成功跨越了大西洋，但令人惊讶的是，它还未能跨越印度洋，在亚洲立足。然而，现今发生这种情况的风险比以往任何时候都要高。这种疾病多年来局限于西非，最近已蔓延至东部的肯尼亚。频繁来往于肯尼亚和印度之间的货船为病毒穿越至另一个大陆提供了理想的交通工具，在那里，病毒将遇到一群完全没有防御力的人。

与黄热病相反，登革热病毒在非洲和亚洲都很流行，
而且没有对应疫苗。虽然登革热病毒常常只引起类似流感
的症状，但它会引起可能致命的出血热。最近的一次大暴 26
发是在德里，仅两个月就造成5 500人入院，320人死亡。
近来，类似的流行病在非洲和亚洲急剧增加，快速而无计
划的城市化给病毒的大量繁殖提供了条件：拥挤的环境。
在这些城市中，携带病毒的蚊子可以在任何地方繁殖，如
池塘、水坑、排水沟、饮用水水库，以及空调。废弃橡胶 27
的轮胎内部是一个特别受欢迎的繁殖地，而且在任何大城
市都有很多这样的轮胎。

在每个季风季节，蚊子都会经历一次繁殖高峰，它们所传播的病毒也会从中获益。黄热病病毒和登革热病毒都是由传播媒介掌控的，目前它们的前景一片光明。如果全球变暖如预测的那样持续下去的话，那么蚊子在热带及亚热带的传统大本营将向南北扩展，它们所携带的病毒也将

随之传播至新的待垦地。

人为传播

病毒很快就学会了利用现代医疗手段。通过输血、血液制品和器官移植，或者通过污染针头、手术刀或牙科医生的钻头等方式，病毒从携带者身上转移至新的宿主。为首的犯案者当属血液传播性病毒，如乙型肝炎病毒、丙型肝炎病毒和 HIV。它们会使表面看来很健康的人患上慢性感染，而患者往往不易察觉。其中，乙型肝炎病毒的传染性最强，携带者的每毫升血液中就可能含有数百万个病毒，因而极其微量的血液即可引发感染。

如今，血液在被认定为使用安全之前需要经过筛选，所以因输血而感染的概率极低；在英国，平均每 34 000 单位血液中约有 1 单位受到污染。但是，一些经常性输血的人，比如需要输注凝血因子 VIII 的血友病患者，仍是高危人群。这也正是 20 世纪 80 年代美国和欧洲的血友病患者
28 中发生艾滋病流行的原因（将在第二章和第四章进一步讨论）。而在 20 世纪 70 年代，重复使用未经消毒的用于天花接种的针头很可能助推了 HIV 在非洲的早期传播。

丙型肝炎病毒最常通过未消毒的针头传播，所以丙肝在静脉注射吸毒者中很常见。和乙型肝炎病毒一样，丙型

肝炎病毒引起的慢性感染会导致肝脏损伤，可能发展为肝硬化或者肝癌（见第五章）。这是一个真正的公共卫生问题，尤其是在发展中国家，在这些国家的一些地区，多达10% 的人口是无症状携带者。最近发生在西班牙瓦伦西亚的乙型肝炎病毒大暴发已感染 217 人，最终追踪到了一个不寻常的源头。[8] 所有的感染者在过去的两年里均在当地的两家医院接受过外科手术，一家是名为“信仰”的国营医院，另一家是名为“健康屋”的私人诊所。将这两家医院联系起来的是一位名为胡安・马埃索的医生，他负责每台手术的麻醉工作。事实证明，他不仅感染了丙型肝炎病毒，还是一个长期的吗啡瘾君子。他的部分工作是给刚下手术台的病人注射止痛药，在用注射器抽吸吗啡时，他总是顺道给自己来上一针，然后又用这个已被他携带丙型肝炎病毒的血液所污染的针头，给病人注射剩下的吗啡。

母婴传播

澳大利亚眼科医生诺尔曼・格雷格爵士就职于悉尼的皇家亚历山德拉医院，他首次发现病毒可以直接从母亲传播给未出生的婴儿。1941 年，他注意到患有先天性白内障和先天性心脏缺损的婴儿的数量异常增多，随即将此与他们感染风疹病毒的母亲联系在一起，这些母亲于 1940 年怀

29 孕时正是风疹流行期间。[9]存在于母亲血液中的这些病毒可能穿过胎盘，然后在婴儿体内繁殖，损伤发育中的器官。怀孕期间感染风疹病毒越早，婴儿承受的风险就越高，危害也越大。如果在怀孕的第一个月内感染，这时婴儿的器官正在发育，病毒就会影响婴儿的几乎整个身体；如果感染发生在怀孕四个月之后，此时婴儿已完全成形，就不会有异常发生了。当然，只有那些小时候未得过风疹的孕妇才可能有感染的风险，而且现在这种风险可以通过接种疫苗来排除。

除了在出生前通过胎盘直接从母亲传染给婴儿外，血液中的乙型肝炎病毒、产道中的单纯疱疹病毒等病毒也会在分娩过程中感染婴儿，另外，巨细胞病毒、HIV 等病毒则是通过母乳传染给婴儿。

战斗打响

我们已经知道病毒是如何在它们的宿主之间传播的，但是，找到一个易感宿主只是故事的开始。接下来，它们必须入侵宿主细胞，才能生存下来。在这个过程中，病毒再次展现了它们的足智多谋。正常的细胞都沐浴在化学物质（比如激素和生长因子）的海洋里，这些化学物质在寻找着进入细胞的方式。但是，细胞表面的一系列受体分子

拦住了它们的去路。这些受体分子扮演着“锁”的角色，
只有特定的化学分子，即与“锁”完美适配的分子“钥
匙”，才能将其打开。这种准入限制确保了每种类型的细胞
都能保持行为适当——只有神经细胞会对神经细胞生长因
子有应答，只有 T 细胞会对 T 细胞生长因子有应答，等等。
但是，这种机制也为病毒提供了一条可进入的路径。病毒表
面携带一种分子“钥匙”，它们借此就能够伪装成正常的机 30
体成分，抓住并进入任何带有与之互补的“锁”的细胞。

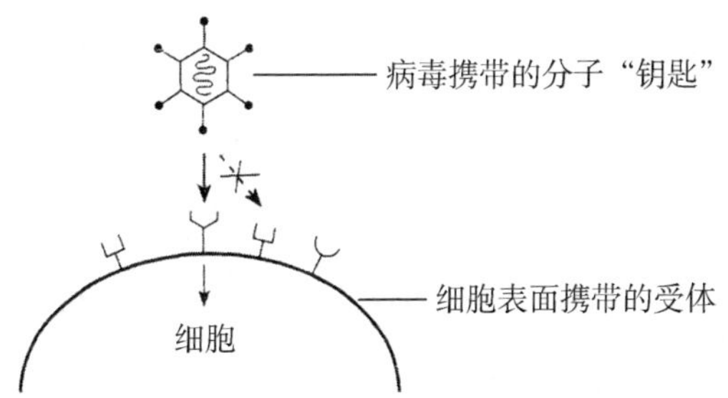

图 1.3　病毒感染细胞。病毒使用它的“钥匙”由细胞表面特定的受体分子进入细胞。

因此，病毒只会感染那些有着与病毒的“钥匙”相匹配的特定分子“锁”的细胞，这种限制决定了特定病毒会引起的疾病类型。因为有几百种分子可供选择，所以病毒会引起各种各样的疾病。一个著名的例子就是 HIV，它所携带的“钥匙”所适配的就是一个叫作“CD4”的细胞分子。因此，HIV 会感染并破坏“CD4”阳性的细胞。正如

我们将在第四章看到的那样，这些细胞是免疫系统功能的核心，当它们更新换代的速度赶不上病毒破坏它们的速度时，机体的免疫防御系统就会崩溃，从而引发艾滋病（获得性免疫缺陷综合征）。

到目前为止，我们已从病毒的角度了解了感染——它们是如何入侵宿主，穿透细胞，并为了自身利益而霸占宿主。病毒展现出的智慧着实令人惊讶，但它们也并非在打一场一边倒的战役。即便是最简单的生物也有对付病毒的方法，而人类免疫系统的复杂与精巧是无与伦比的。

31 从降生那刻开始，在生命中的每一天，我们的身体就像城堡被成群的敌军包围，它们试图攻破城墙，闯入城中大肆掠夺。每一个敌人都携带一件武器以助自己一臂之力，并尝试从不同的突破口攻入。但是，就像坚固的城堡一样，我们的身体生来就是为了抵御攻击。

第一道关卡就是阻止入内。为此，我们身上覆盖一层厚厚的皮肤，只要完好无损便牢不可破。它由多层砖状细胞组成，这些细胞通过连锁过程连接在一起，上面覆盖着一层扁平的死细胞[1]。病毒无法感染死细胞，因为后者已失去代谢活性；病毒要进入机体，必须通过注射或伤口，或是身体上的自然孔道。

---

[1] 这一层即皮肤的角质层，由多层扁平的胶质细胞组成。

我们的皮肤与胃肠道、呼吸道以及泌尿生殖道相连，但这些内部的表皮层并没有死细胞的保护层，而且常常只有一层细胞那么厚。虽然病毒（以及其他有害微生物）可以在这里找到根据地，但我们通常也能先发制人。比如，眼泪和黏液等分泌物中含有杀菌成分，能抓捕并驱逐入侵者；而在阴道和胃部，酸性分泌物会摧毁除最顽强的攻击者之外的所有敌军。上呼吸道的细胞层带有细密的绒毛，以一致的步调摆动着，就像自动扶梯一样把外来颗粒推上去排出体外。那些成功躲过所有陷阱的入侵者则会被一种名为巨噬细胞（macrophage，意为“大胃口”）的特殊细胞所吞噬。这些巨噬细胞负责巡视身体的各个组织，吞噬并破坏外来颗粒。一旦吞噬了入侵者，这些细胞就会释放出各种化学信号，增加该区域血流量，并派遣剩余军力（B 淋巴细胞和 T 淋巴细胞）火速赶往现场。

就跟向组织输送氧气的红细胞一样，B 淋巴细胞和 T 32
淋巴细胞沿着动脉和静脉游走，在身体的各个角落巡逻。与肝脏、大脑或者肾脏等其他器官不同，这些免疫系统的细胞并不会聚集在一个地方。偶尔，它们会在淋巴腺短暂停留以进行相互交流，但其他时候它们都遍布全身各处。淋巴腺被战略性地安置在最有可能遭受微生物攻击的危险区域，担任守卫。扁桃体和腺样体保护肺和肠道的入口，而腹股沟和腋窝的腺体则有大量淋巴细胞储备，守卫我们的四肢。

B 淋巴细胞和 T 淋巴细胞在人体的防御系统中发挥着重要作用。它们的重要性充分表现在罕见的基因事故中，在这些事故中，这两种淋巴细胞里有一个是缺失的或不起作用的。婴儿若出生时没有 B 淋巴细胞就不能产生抗体。这些孩子在对抗病毒方面没有什么特别的困难，但在抵御细菌方面就有很大的麻烦，除非他们能定期注射抗体。与此相反，婴儿出生时若没有 T 淋巴细胞，虽然不用担心细菌感染，但会遭受毁灭性的病毒感染；假若没有进行骨髓移植，他们会迅速死亡。这一自然事故告诉我们，T 淋巴细胞对于防御病毒是至关重要的。抗体可以控制病毒在体内的传播，但这些被称为“杀手细胞”的 T 淋巴细胞可以马上找到并摧毁病毒感染的细胞，不给它们留下一丁点卸下大宗新病毒的时间。

将微生物感染和急性中毒进行比较是件很有趣的事情。举个例子，过量服用阿司匹林会导致新陈代谢紊乱，直到药物被肝脏中和为止。一周后，又一次过量服用这种药物，再过一周重又过量一次，将会有相同的后果；无论你多少次过量服用阿司匹林，你的身体永远都不会对它产生适应。
33 但感染不是这样的，因为免疫系统拥有记忆。在你感染了麻疹病毒后，你将会对它产生终身免疫。我们将会在第三章看到，即使是像流感和普通感冒这样似乎是一成不变地反复出现的感染，也要么是由产生相似症状的不同病毒引起的，要么是由相同的病毒引起，但这种病毒为了逃避免疫记忆的影响已发生了轻微的变异。

为了对付大量不同的微生物，人体每天要产生大约
50 000 000 000（5×10^{10}）个 B 淋巴细胞和 T 淋巴细胞。每
一个淋巴细胞只能识别一种特定的外来蛋白，而大多数淋 34
巴细胞注定要过一种短暂而无用的生活，尚未遇到敌人就
默默死去。但是，如果一个淋巴细胞碰巧遇到了它的特定

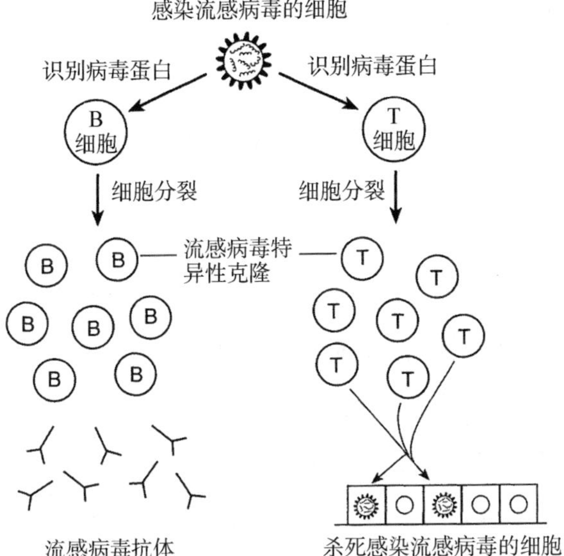

图 1.4　B 淋巴细胞和 T 淋巴细胞的克隆扩增。接触病毒后引发特异性 B 淋巴细胞和 T 淋巴细胞繁殖。B 淋巴细胞产生抗体对抗病毒，而 T 淋巴细胞可以杀死病毒感染的细胞。

蛋白，比如一个被流感病毒感染的细胞表面上的流感蛋白，那么这个特定的淋巴细胞就会被激活。它迅速分裂，形成一个子细胞的克隆——B 淋巴细胞克隆能产生抗体，其与流感病毒结合并中和病毒；而 T 淋巴细胞克隆则会杀死任何感染流感病毒的细胞。当你的机体被某种病毒第一次感染时，建立这些 B 淋巴细胞和 T 淋巴细胞克隆需要花 5～10 天的时间，因此病毒有充足的时间繁殖，并引发症状。但是，B 淋巴细胞和 T 淋巴细胞克隆一旦建立，就会终身保存，它们随时准备着快速响应，在同样的病毒下一次入侵时阻止疾病的发生。

一个不断进化的杀手

很显然，人体就是一个战场，病毒的攻击与免疫系统的防御每天都在上演。幸运的是，大多数情况下，免疫系统胜出。但是，现在我们需要评估，长远看来，这种日常斗争是如何影响每一个战斗成员的。这就意味着要回顾数百万年前，病毒和它们的宿主是如何共同进化的。

微生物的进化和它们所引起的疾病，与宿主防御和对抗它们的有效方法的发展是并行的，并且前者为后者所塑造。因此，当微生物大军进化出越来越精妙的攻击策略时，人体也对自身的防御系统进行了进一步改进，从而将生存斗争提升到了难以置信的复杂水平。

疱疹病毒的古老家族非常广泛地分布于自然界中，甚至像牡蛎这样的原始无脊椎动物都有自己的疱疹病毒品种。这些病毒及其他病毒与它们的宿主在相似的时间范围内分 35
化和进化。因此，大约 2.2 亿年前，当哺乳动物从它们的祖先爬行动物分化出来时，疱疹病毒就已存在。大约 8 000 万年前，哺乳动物进化成现代的物种，疱疹病毒也紧跟着进化了。因此，人类疱疹病毒与感染人类近亲（亚洲及非洲的灵长类动物）的疱疹病毒有着最直接的联系，它们彼此之间的分化程度与灵长类动物的分化程度相同。

在进化的时间轴上，宿主和病毒的基因都一直在发生各种突变（即随机错误，大约每十万到一百万次遗传密码复制中会出现一次）。突变可以改变蛋白质的性质，虽然大多数突变是有害的，但偶尔也会有益，使突变后的有机体比它的对手更成功。这就是自然选择的基础，数千年来，它使得病毒如此精妙地与其各自的宿主相适应，正如我们之前提到的那样，病毒的生存策略往往看起来似乎是计划好的，而不是随机的试验和错误。

从短期来看，病毒通常比其宿主有优势，因为它们的繁殖周期短得多。病毒每一到两天就可以繁殖成千上万个子病毒，而（西方）人类在 20～30 年间平均只有 2.4 个后代。假设人和病毒的突变率是差不多的，很显然，更复杂的有机体需要更长的时间适应病毒。

适应性的一个明确例证来自人为造成的多发性黏液瘤病在兔子中的流行。这是一种自然感染巴西兔子但对其伤
36 害很小的病毒。1950 年，该病毒被引入澳大利亚兔群（由欧洲引进），目的是控制它们不断增长的数量。虽然引入病毒达到了预期的破坏性效果（第一年，它杀死了 99.8% 的被感染的兔子），但很快，这种病毒便不起作用了。病毒投放三年后，兔子的数量降至最低点，但七年后，被感染的兔子中只有 25% 死亡。如今，将近 50 年过去了，澳大利亚的兔群再次满员（第二章中将会讨论正在被招募的另一种病毒）。由于兔子的繁殖周期只有 6～10 个月，而人类的繁殖周期为 20～30 年，在类似的情况下，人类需要 120～150 年的时间才能适应一种新的致命病毒。

进化和疾病

为什么澳大利亚兔子没有被多发性黏液瘤病消灭呢？因为兔子适应了病毒，病毒变得不那么致命了。人们常常认为，随着时间的推移，这种病毒和宿主的共同进化总是使引起的疾病更温和，因为这通常对双方都有利。但情况并非总是如此。这对宿主来说当然是一个优势，生存和繁殖是进化改变的主要驱动力。因为最易受感染的宿主最不

可能成功繁殖，所以几代人持续地被一种病毒感染后会建立起自然的抵抗力，从而降低感染的严重程度。同样，病毒过快地消灭它的受害者也是不利的，因为可供病毒感染的新宿主很快就会消失殆尽，病毒的长期成功也将受到威胁。

虽然一些病毒完全不致病，而另一些病毒却迅速杀死宿主，但在这两种极端情况之间存在一系列的可能性。每种病毒的最佳策略取决于其传播方式、潜伏期、感染部位、繁殖所需时间以及引起的症状。举个例子，由气溶胶传播 37
的病毒（如普通感冒病毒），要在传播它的液滴干燥之前被新宿主迅速吸入。因此，这种病毒在拥挤的环境中传播得最快。由于只是引发起病快、病程短的轻微症状，那些感染者并没有卧床休息而是继续和人群接触，在自身免疫系统能够抑制住病毒繁殖之前的短暂时间里，不经意地感染了足够多的人。

相比之下，正如我们已经看到的那样，黄热病病毒是利用蚊子将病毒从一个受害者传播至另一个受害者，而依靠虫媒传播对于病毒而言是一种危险的生存方式。因此，由于昆虫进食的时间越长，沾上一定剂量病毒的可能性就越大，在这种情况下，最好的策略便是将受害者困在床上，让他们因病得太重而动弹不得。这就给了蚊子不受干扰的进食时间。在这里，隔离没什么用，因为蚊子可以让病毒存活数天，同时将病毒传播至其两千米飞行范围以内的任何地方。

通过性接触传播的病毒利用的是物种生存的基本需求。这样一想，你可能会觉得这样的病毒是绝对可以存活下去的。但是，在一夫一妻制主导的社会里，这种传播方式未必有效。一个已感染的个体将病毒传播给他的伴侣，然后这条传播路径也就到此为止了。因此，这类病毒必须努力增加传播的可能性，以最大限度地提高生存机会。大多数通过性接触传播的病毒，如单纯疱疹病毒，非常精于此道，它们通过躲避免疫反应，以隐性感染的方式长期存在于机体中。在宿主的一生中，新病毒的周期性暴发大大增加了感染新的性伴侣的机会。

38 人类最近获知的一种性传播的病毒，HIV，也以类似的方式使成功的机会最大化。它造成了一种隐性感染，在此期间，患者仍可以保持健康和性活跃，但也具有感染性，而且持续很多年。虽然随着时间的推移，HIV 的毒性似乎会减弱，但病毒正在迅速进化，毒性可能仍旧占据上风。举个例子，如果人均性伴侣数增加的话，那么一种更具攻击性、繁殖速率更快（从而更迅速地引起致命性疾病）的 HIV 毒株将比生长速度较慢的毒株传播得更加成功，并将成为占据主导地位的毒株。

建立慢性感染的病毒实际上是在和免疫细胞玩躲猫猫

游戏，我们将在第四章进行详细讨论。

病毒真的是对人类的威胁吗？

这个问题在本书的前言部分有提到，是一个很难回答的问题。目前，对人类最大的威胁之一可能是生物战中病毒（和其他微生物）的使用。这种类型的战争绝不是什么新鲜事，但现在我们有了最先进的输送装置，能够广泛且有效地传播任何致命的微生物，因此，这已是一个国际关注的问题。

有史以来，世界各地的人民和政府时不时将微生物作为有效的且具有成本效益的大规模毁灭性武器来使用。最开始，希腊人和罗马人以一种相当原始的方式，将动物的尸体放入敌人的饮用水中。后来，士兵的尸体也被加入其中。这一技术在中世纪得到了进一步发展，那时的人们将那些死于感染的尸体抛掷到被包围的城镇中。1763 年，英 39
国驻北美总司令杰弗里·阿默斯特爵士批准向在宾夕法尼亚州皮特堡周围侵扰欧洲定居者的美洲土著分发带有天花病毒的毛毯，这是史上第一次有记录的蓄意传播病毒的行为。[10]

进入 20 世纪，我们有了制造大量细菌和病毒的能力，这意味着生物战具有了全球性的意义。1929 年，苏联在里海北部建立了一座生物战研究站，这促使英国、日本、美国乃至加拿大纷纷效仿。日本在第二次世界大战之前以及期间建立了规模最大的项目，他们在旷场实验中以人作为试验对象，来测试他们的致命药剂。直到 1975 年《禁止生物武器公约》[1] 生效，一些国家才停止生产此类药剂。这确实减少了威胁，但并没有完全消除威胁。

如今，主要问题可能来自恐怖组织或者狂妄自大的独裁者。对他们而言，生物武器相较于传统武器有很多优势，包括更便宜以及相对更容易制备。虽然有了新的限制，但从国家储备中很容易就能拿到许多危险的微生物的菌种培养物，不会有人提出异议，而且由于制造疫苗是大规模培育微生物的正当理由，所以生物武器工厂便可以伪装成疫苗生产工厂。

微生物是选择性攻击个人或大都市的理想武器。它们可以通过所有传统的安全设备走私，只需一点点的量就可杀人无数。再则，因为它们是看不见、闻不到、尝不出的，
40 而且行动是延后的，所以它们被释放到空气中之后并不会被立即发现。最后，由于我们对这类攻击缺少前车之鉴，

---

[1]《禁止生物武器公约》，全称为《禁止发展、生产、储存细菌（生物）及毒素武器和销毁此种武器公约》，是首部禁止生产武器的国际裁军条约，生效于 1975 年 3 月。截至 2020 年 4 月共有 183 个缔约国。我国于 1984 年 11 月 15 日加入该公约。

它们必然会引发恐慌和心理创伤，造成全面的混乱。

许多不同的生物已经过测试，证实具有作为生物战药剂的潜力，包括引起结核病、伤寒、鼠疫、霍乱以及气性坏疽的细菌。候选的病毒包括引起致人虚脱的呕吐和腹泻的轮状病毒，以及像埃博拉病毒这样具有 90% 致死率的出血热病毒。但目前公认最有效的生物武器是引起炭疽病和肉毒中毒的细菌，以及天花病毒。

天花病毒已于 1980 年从自然界中根除，免疫计划已经终止，因此，世界人口再次成为易感对象。这种病毒会导致一种毁灭性的，往往是致命的疾病，并在人口密集的大城市中快速传播。但从侵略者的角度来看，最重要的是，这种病毒在很长一段时间内仍然具有感染性，从而能够被装进制导导弹的弹头里，完好无损地送往目的地。各国政府深刻认识到蓄意投放天花病毒的威胁，未雨绸缪地储备了大量疫苗，以备不时之需。1990 年海湾战争期间，“沙漠风暴行动”的准备活动就包括为美国和英国的军队接种疫苗，但在现实中，是不可能做到及时为所有人口接种疫苗以防止全球大流行的。不过，生物武器的首要目标是摧毁所有的重要活动，而非消灭整个人类。虽然天花病毒肯定会使我们丧失行动能力，但不一定能杀死所有被感染的人，因为在病毒曾经盛行的几个世纪里，我们身体的内在抵抗力也得到了发展与增强。

41 在这一章中，我们了解了病毒潜入我们的身体、劫持我们的细胞所采取的种种巧妙的手段。这是它们成功的开端。然后，通过快速适应任何变化，它们可以战胜我们的免疫系统，取得优势——至少在短期内。这种适应性导致了不可预测性，并带来恐惧与恐慌。病毒真的是我们无法控制的吗？对我们可能面临的新威胁的担忧是确确实实持续存在的，这将是下一章讨论的主题。

第二章　新型病毒，抑或披上新装的旧敌？

1994 年，一名澳大利亚驯马师和他的 14 匹马死于一 43
种神秘的疾病。“致命病毒让科学家伤透脑筋”，全世界的报纸头条都在尖叫。[1]

这些标题背后的事件确实骇人听闻。这个故事开始于 9 月初的布里斯班，驯马师维克 · 瑞尔购入一匹怀孕的母马，并将它与其他马匹安置在一起。两天后，这匹母马便死于肺炎 [1]，驯马师和照顾这匹病马的马夫也相继得了重病。9 月底，驯马师和 14 匹马均死亡；马夫和其他七匹马恢复了健康。

对于负责调查此次灾难并阻止其蔓延的人员——来自吉朗（位于墨尔本附近）的澳大利亚顶级安全动物健康实验室的基思 · 默里及其团队——来说，这是一个糟糕透顶

[1] 肺炎，通常指肺的急性渗出性炎症，是呼吸系统的常见病。根据病因不同，由各种生物因子引起的肺炎分别称为细菌性肺炎、病毒性肺炎、支原体肺炎、真菌性肺炎和寄生虫性肺炎。

的噩梦。当他们得到消息时，已经有 11 匹马死亡，驯马师
44 也已病入膏肓。这看起来像是一起中毒事件，但也有可能是一种传染病，有可能像瘟疫一样在澳大利亚蔓延开来。他们必须立刻采取行动，他们也确实这么做了。科学家们将死马的组织样本从布里斯班空运至吉朗，试图在细胞培养基上培养出某种微生物。为了保护自己，兽医们装扮得好似太空人，给健康的马注射，或让它们吸入这种物质，试图以此感染健康的马。与此同时，澳大利亚外来动物疫病咨询委员会发布三级预警——紧急状态的最高级别。

在收到样本后仅仅三天，科学家们就已经知晓他们正应对着什么；细胞培养基上生长出一种病毒。一天后，电子显微镜下就可以观察到足够多的病毒了，而且，他们发现了典型的副黏病毒颗粒。当研究小组将新病毒的遗传物质与副黏病毒科的其他成员进行对比时，他们并未发现完全匹配的副黏病毒，但最接近的是包括麻疹病毒和犬瘟热病毒在内的麻疹病毒属。因此，经过仅一周的深入研究调查后，研究小组就找到了这一新的、极其危险的类似麻疹病毒的病毒，该病毒杀死了 70% 的马和 50% 受感染的人类。他们将其命名为马麻疹病毒[1]。[2]

---

[1] 马麻疹病毒，现已更名为亨德拉病毒，是人兽共患性病毒，主要通过密切接触在动物与人之间传播，果蝠是主要的中间宿主，马是主要的传染源，主要引起人和马的神经系统及呼吸系统感染。2012 年一种应用于马的疫苗问世，但是对于人类并无特异性治疗和疫苗。

此时，实验室感染的马全部出现高热和严重呼吸困难的症状，这也证实了令人担忧的猜测，即这种病毒可通过吸入的方式从一个动物传播给另一个动物。在这一阶段，病马被人道宰杀，将其组织样本放在显微镜下观察后显示出典型的出血热特征，这也揭示了该病毒如此致命的原因。它会破坏血管内皮细胞，导致血液渗漏到周围组织中。在肺部有一个庞大的血管网，血液渗漏如此严重，即使这些病马没有被杀死，也将会溺死在自己的血泊中。不幸的是， 45
这正是发生在驯马师和他的 14 匹马身上的事。

在确定了这种新疾病的病因后，该团队接下来的首要任务就是开发一种血液检测方法，用以诊断该疾病，然后确定过去感染过该病毒的动物。团队以惊人的速度做到了这一点。在一个月内，他们明确了在疫情区域内没有其他的马和人被感染。根据这些信息，该区域结束了紧急状态，并且没有再出现新病例。随后，兽医们致力于解开病毒来源的秘密。他们已经知道，它并非来源于该区域的其他的马，因此，他们开始排查布里斯班郊区的每一种动物，那里是第一例病例——怀孕母马——的发现地。但这次他们并没有那么幸运，这场持久战一直到 1996 年 5 月才告终。在好运降临之前，他们筛查了 46 个动物物种的超过 5 000 份血液样本，最终找到了他们苦寻的答案。在接受检测的 55 只果蝠（飞狐）中，有 11 只携带该病毒的抗体，这有力地说明了它们是该病毒的自然宿主，病毒在它们身上可能只引起了一种无害的感染。但是这些果蝠并不是吸血蝙蝠；它们食用水果，居于高树，而且通常会与其他动物保持距离。因此，在这次疫情中，第一匹马是如何被感染的，仍旧是一个谜。

这种马麻疹病毒绝不是最近出现的唯一的麻疹病毒。虽然我们在努力摆脱我们自身的麻疹病方面取得了显著的成功，但这类病毒在其他物种中间引发过几次大流行了。1988 年，当数百只死去的港海豹被冲刷至北欧沿海海岸时，野生动物专家们心中的警钟敲响了。罪魁祸首就是一种被称为海豹瘟热病毒的新病毒，这种病毒最终杀死了将近两万只动物。最近，在坦桑尼亚的塞伦盖蒂国家公园，
46 超过一千只狮子死于一种神秘的疾病。乘坐热气球飞越公园上空的旅客们首先发现了狮子奄奄一息。很快就追踪到一种犬瘟热病毒感染，而这种病毒感染是当地马赛人部落中的狗的常见病。狗可能把病毒传染给了鬣狗、狐狸和豺，这些动物又传染了狮子。

马麻疹病毒的戏剧性故事说明了新出现的感染通常是如何发生的：突然间，在乡村地区，并且传染源通常是动物（称作人兽共患病）。在本章中，我们将着眼于这些新病毒的感染是如何以及为何出现和传播的，以及它们在近几年数量不断增加背后的原因。

全新的，抑或是二手的？

新病毒感染的出现绝非偶然。“为何？”“如何？”“何时？”“何地？”这些问题，总有合理的答案。每一次发生新的感染，正如澳大利亚马的马麻疹病毒感染一样，致力于追踪好发于世界上偏远地区的奇怪新疾病的报告的科学侦查队，总是不倦地探寻着这些问题的答案。一旦找到了元凶，科学家们将在它们的基因与相关病毒的基因之间寻找相似性。接着，他们会绘制出谱系树，从中推断出“新”病毒的可能来源。

从严格意义上来说，引发新的感染的这些病毒并不是
“新”的。它们通常已存在了数百万年，但以某种方式改变
了习性。它们中的大多数能自然感染动物，并与这些主要
宿主共同进化，直到它们对这些宿主相对无害为止。只有 47
当它们出于某种原因跨越了物种间的屏障，并定居于新宿
主的时候，问题才会出现。有时，是基因突变导致了这种
情况的发生，但这并没有人们以往认为的那样普遍。如今，
人类对自然环境的入侵才是最关键的因素。

许多因素的相互作用为病毒的繁殖创造了理想的环境。随着时间的推移，为了适应自然环境，人类的生活方式从游牧转变为农耕再到城市化，而病毒也充分利用了这些变

化。现在，我们要比以往任何时候都更多地影响着我们的自然环境，而且越来越多地影响着当地的动植物及其携带的病毒。在非洲开拓新的疆域，在南美洲砍伐森林以开发新的耕地，在北美和欧洲发展集约化农业[1]，驯养外来动物作为宠物，大规模灌溉计划，战争以及全球变暖，这些仅仅只是我们知道的对大自然的干预的一小部分。这一切都会影响病毒适应环境变化的能力，使得在生态改变的地区的人们接触到新的感染宿主。而且，这也不再是一个地方性问题，快速的航空飞行能够在转瞬之间，就将病毒从一个社区传播到另一个国家或大陆。

以下罗列几种最近发生的大流行，解释一些与“新”病毒感染的出现有关的因素。

出血热

除了麻疹病毒属病毒的感染，其他几种病毒也能引
起各种形式的出血热，这是人类已知的杀伤力最大的疾病
48 之一。这些病毒包括致命的埃博拉病毒、拉沙热病毒和汉

[1] 集约化农业，在单位面积的耕地上投入较多的技术、资金和劳动，以期获取相对较高的单位面积产量，同时又能减少每单位内农产品劳动消耗的一种现代农业经营方式，是现代农业发展的趋势。

坦病毒，以及黄热病毒和登革热病毒（均在第一章中讨论过）。感染后会引起发热，头部、肌肉以及腹部疼痛；但是，正如其名字所强调的，出血是最显著的症状。皮肤出血会引起瘀伤和典型的紫癜，而内脏出血会破坏重要脏器。出血热并不新鲜，它们在很久以前就攻击过人类。早在一千多年前，中国就有出血热大暴发的书面记载。

1993 年，美国暴发了汉坦病毒疫情，起因是气候的短暂波动。一天，一对原本健康的年轻夫妇被紧急送往新墨西哥州的医院，他们出现了类似流感的严重症状——发热、头痛、咳嗽以及呼吸困难。两个人迅速死亡，这让医生们很困惑。他们在当地进行了调查，发现在新墨西哥州以及邻近的亚利桑那州和科罗拉多州的医院中也有症状类似的病例。很明显，出现了一种新的可怕的疾病，因此，位于亚特兰大的州卫生部门和国家疾控中心接管了这次调查。截至 1995 年，共计 119 人患上这种神秘的疾病，58 人死亡。

科学家们发现，这是一种新型的汉坦病毒属，将其命名为“辛诺柏”（Sin nombre，西班牙语，意为“无名”）。该病毒所致疾病称为汉坦病毒肺综合征。他们筛查了几百名有感染风险的人，包括病人的接触者、家庭成员以及护理人员，但是并未发现人传人的证据。一项在当地野生动物中寻找自然宿主的调查最终明确了它的自然宿主是鹿鼠（一种常见的北美啮齿动物）。在新墨西哥州、亚利桑那州

49 和科罗拉多州，大约有 20% 的鹿鼠携带病毒，但仅凭这一发现并不能解释 1993 年的疫情，因为人类与鹿鼠已经在美国西南部愉快地共处了几个世纪之久。

汉坦病毒极易在巢穴中从母代传给子代，在巢穴中，幼年鹿鼠与已受感染的年长鹿鼠有密切接触。它们并不会因此患病，而一旦感染，就会通过唾液、粪便和尿液长期排出病毒。

1992—1993 年的冬天异常温和，存活下来的年长鹿鼠多于往年。来年的春天又格外潮湿，繁育了大量的鹿鼠喜欢吃的野生松子。结果，鹿鼠经历了种群大爆炸，分布更为广泛，并与乡村地区的人类有了更密切的接触。人类吸入了被感染的物质——被鹿鼠的尿液或粪便污染的灰尘，
50 由此感染汉坦病毒。在这次的疫情中，大部分感染者都居住或工作在鹿鼠出没的小屋、谷仓或者外屋里。

自发现这种新的汉坦病毒以来，科学家们已经在大约 15% 的样本中发现了相同的病毒，该样本来自之前在美国西南部死于不明原因的类似流感疾病的人群。因此，病毒一定是在时机成熟的时候跨越种群，感染了人类。

类似的出血热定期在斯堪的纳维亚和俄罗斯暴发，由相关的汉坦病毒引起，并由当地的啮齿动物携带。这些出血热病例相对轻微，没有在美国病例中出现的急性的肺部症状。但疾病的发病率同样会随着啮齿动物种群分布密度

的变化而上下波动，而且与气候的自然变化存在关联。其他的暴发则是由当地环境受到干扰所直接导致。例如，在朝鲜战争期间有两千名联合国士兵被感染，最近在波斯尼亚战区也暴发了疫情。在这里，拥有大规模粮食储备的军营可能吸引了自然携带病毒的当地啮齿动物种群，并且原本拥挤的居住环境给了病毒感染人类的机会。

20 世纪 40 年代，农业实践的改变导致了由胡宁病毒引起的阿根廷出血热的出现。该病毒由食用玉米的啮齿动物携带。随着阿根廷人口的增长，潘帕斯草原遭大面积砍伐，取而代之的是玉米田。结果，以玉米为食的啮齿动物的数量逐步上升，农民中的出血热发病率也随之增加。如今，面临危险的是机械收割机的操作员而不是农民，因为他们吸入了由机器产生的被啮齿动物排泄物所污染的尘雾。

虽然汉坦病毒会引起致命性疾病，但令医生们感到欣 51
慰的是，它们的影响有限，因为它们不会从一个人传播给另一个人。每个人必须单独被自然宿主感染，这一因素幸运地阻止了大流行的发生。但是，1997 年在阿根廷南部的一次暴发中，首次发现五名照看汉坦病毒感染者的医生感染了该疾病。这充分证明病毒可以直接从患者感染医生，而无须鹿鼠宿主的干预。[3] 如果情况属实，这一令人震惊的发现意味着汉坦病毒会像埃博拉病毒和拉沙热病毒等其他出血热病毒一样，产生致命的流行模式；对这些病毒而言，人与人之间的直接传播是其爆炸性效应的关键。这些病毒通过体液接触传播，因为它们会导致大出血和腹泻，所以，在患者确诊之前，感染常常会传播给家庭成员、护理人员以及实验室工作人员。

1976 年，在扎伊尔北部扬布库（第一章已概述）首次记录的埃博拉疫情具有代表性。它出现在一个偏远地区，没有任何预警，从一个病例开始迅速蔓延，造成恐惧和恐慌。像这样的暴发在过去的二十年里一直在持续，最近一次发生在加蓬偏远雨林的金矿营区，那里的死亡率也非常之高。在每一次大流行中，病毒都是从非洲热带雨林中的一个未知宿主（可能是动物）感染人类，但尽管对该地区的野生动物进行了彻底的捕获与测试，却未发现任何感染的动物。在埃博拉病毒的主要宿主被确定之前，很难采取任何预防措施，所以新的疫情一定会发生。

1969 年，第一个被记录的拉沙热患者是尼日利亚东北
52 部拉沙镇的一所教区医院的美国护士。她患上了一种类似流感的严重疾病，最后被空运到乔斯的福音医院，在该医院去世。照顾她的护士也感染了这种病毒，于十一天后死亡。接着，福音医院的护士长也出现症状，被空运至美国（乘坐一架商用机的头等舱，没有采取特别的防护措施），之后她渐渐好转。耶鲁大学虫媒病毒研究所的病毒学家们

着手研究，从她的血液中分离出一种病毒，将其命名为“拉沙”。在研究过程中，一名研究员患上了这种疾病，依靠注射已经康复的护士的血浆才得以获救。最后，五个月之后，耶鲁大学研究所的一名实验室技术人员染上了拉沙热并去世，尽管他从未直接接触过此病毒。这一连串的事件，加上之后在西非发生的几起更加灾难性的疫情，给予了拉沙热病毒应得的令人生畏的名声。

拉沙热病毒由非洲褐鼠携带，它们出生时受到感染，终生均可自由分泌和排泄病毒。这些老鼠在撒哈拉以南非洲的城镇和村庄附近很常见，雨季时节，它们会在建筑物里寻找栖身之处，因此与人类有了更密切的接触。虽然这些地区的感染相当普遍，但死亡率不是特别高——不过这种病毒每年依旧造成大约 5 000 人死亡。

1989 年，芝加哥幸运地逃过一劫。在冬季流感流行的高峰期，一个有类似流感症状的患者被认为是患上了严重流感，这并不奇怪。他的病情持续了八天，没有引起任何怀疑，但此时他已病入膏肓。直到被问及详细病史，他的故事才浮出水面。两周前，他在尼日利亚参加了他母亲的葬礼；十天后，他的父亲去世。父母两人都曾患与他相似的疾病，这给人们敲响了警钟：他感染了拉沙热病毒。他 53
在确诊后不久便去世了，但在他患病期间，也就是他可能具有高度传染性的时候，他曾与 102 人有过接触。所有接触的人都被追踪到了，幸运的是，没有人发病。

令人惊讶的是，埃博拉和拉沙热患者的病死率高得吓人，这就意味着这些病毒不会引起广泛的流行。它们会快速击垮并在一到两周内杀死大多数被感染者，如果它们想要在人群中存活，必须具备比这时间更短的传播速度。这对于那些依靠直接接触传播的病毒而言不太容易做到，因此它们通常引起的是爆炸性但仅限于局部地区的流行。如果它们能像麻疹或流感病毒那样通过吸入进行传播，或者如 HIV 那样有一个长期的潜伏期，可能就另当别论了。

疯狂

狂犬病病毒是一种古老且极为致命的病毒。它努力在当今的世界存活了下来，尽管必须依靠动物的撕咬才能从一个宿主传播至另一个宿主。狂犬病病毒精心设计，让受害者陷入持续几天的疯狂状态，在此期间，动物的唾液中载满病毒。从被感染的伤口出发，病毒侵入皮肤中的神经，开启沿着神经纤维上行至大脑的漫长之旅。在旅程中，病毒还不会引起任何症状——伤口会愈合，一切看起来并无大碍。但最终，经过七天到几年（时间长短取决于咬伤部位与中枢神经系统之间的距离），病毒将到达大脑。在这里，它引发炎症（脑炎），从而引起古怪的行为改变。野狼

原本是孤僻、怕生的，但在感染后会寻找其他的狼为伴， 55
或靠近人类的栖息地。患上狂犬病的人类则会变得极度兴
奋、精神错乱，并且时常很暴力。饮水极易诱发严重的肌
肉痉挛，引起典型的恐水症。这种状态与神志清楚的间隙
交替出现，令患者看起来似乎可以康复，但不可避免的是，
大约一周后，患者会陷入昏迷然后死亡。在这一切发生的
同时，病毒也再次转移。它从大脑沿着神经下行，抵达包 56
括唾液腺在内的组织。病毒在这些组织内繁殖，并将大量

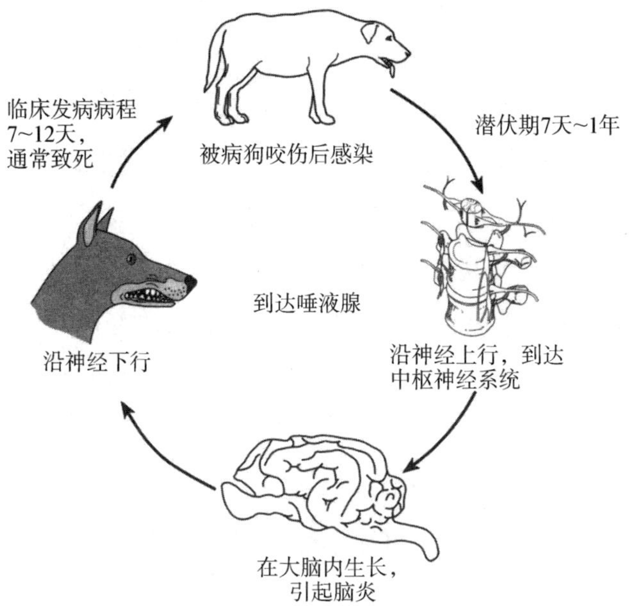

图 2.1　狂犬病病毒生命周期。狂犬病病毒从被感染的咬伤部位沿着神经上行抵达大脑，在那里生长并引起脑炎。随后，它转移至包括唾液腺在内的器官，在唾液腺中储存的病毒足以传播至另一个宿主。

新病毒释放到被感染动物的唾液中，这些被感染动物性情狂暴，时刻准备着咬伤任何接近它们的东西。

对于居住在岛屿大陆上的澳大利亚人来说，致命性的狂犬病毒没什么可害怕的——至少他们就是这么认为的。但在 1996 年 11 月，一名 39 岁的健康女性突然发觉她的手臂和腿麻木、刺痛。随后，她出现发热和呕吐，当她被送往皇家布里斯班医院时，已发展为完全性脑炎。[4] 她很快陷入昏迷，尽管已尽全力抢救，但最终还是去世了。医生们查明，该患者在患上致命疾病的前几周，曾被她照料的一只生病的果蝠抓伤。澳大利亚果蝠看起来可爱又友好，但就在该女性被抓伤的两年前，它们被确认为马麻疹病毒的携带者——因此，这名女性的故事引起了病毒猎手的警觉。他们发现了一种新型的狂犬病病毒属（狂犬病病毒是这个属的成员），该病毒与狂犬病病毒相似度达 92%，而且可能同样致命。幸运的是，这种高度相似性意味着狂犬疫苗对这名近亲同样有效，澳大利亚的蝙蝠管理员和水果采摘者由此可以得到保护。

获得性免疫缺陷综合征（艾滋病）

20 世纪 80 年代初，当艾滋病像一枚炸弹一样爆炸的时候，它似乎是凭空而来的。就在我们因在防控其他传染病方面取得的成功而产生了一种虚假的安全感时，一场新的瘟疫向我们发起攻击。新闻界对此大做文章；这是一种涉及男同性恋、乱交、吸毒以及卖淫的疾病——所有这些都是引起媒体轰动的要素。记者们争先报道最骇人听闻的
故事，艾滋病迅速成为“同性恋瘟疫”，这助长了偏见并引 57
起恐慌。自从梅毒流行以来，还没有哪一种传染病能让人产生如此深重的恐惧感与负罪感。许多新闻标题都带有评判性和歧视性：[5]“将艾滋病患者隔离”“他们的双手沾满鲜血”“消灭同性恋”。

在早期，歧视甚至延伸到了孩子，例如澳大利亚新南威尔士州的伊芙·格拉霍斯特，她从被感染了的血液中感染了该病毒。当这件事泄露出去后，当地幼儿园禁止她入园，因为担心她可能会传染给其他儿童。新闻标题是“艾滋病——小伊芙禁止进入游戏中心”。当她回到学校时，一些家长接走了他们的孩子，相关报道为《四十名儿童因艾滋病幼童的返校而离校》。她被指控咬伤另一名小孩，之后被学校开除；她和家人被赶出了他们的房子。最终他们在新西兰寻求避难。

1981 年，医学杂志报道了首批艾滋病病例。位于亚特兰大的疾控中心（CDC）的《发病率与死亡率周报》记录道：“五名年轻男性，均为活跃的同性恋者，在加利福尼亚州洛杉矶的三家不同医院经活组织检查确诊卡氏肺孢子菌

肺炎并接受治疗。”[6] 仅过了一个月，又报告了 26 例卡波西肉瘤的病例——在此之前，卡波西肉瘤在美国是极为罕见的一种肿瘤，同样全部出现在此前身体健康的男同性恋患者身上。[7] 这两种疾病（通常只见于免疫系统受严重抑制的人）都出现在此前身体健康的年轻男同性恋者身上，这让医生们很是困惑，于是发起了一项全国性的研究。很快，艾滋病病例突然出现在很多地方，远及海地、欧洲和澳大利亚，寻找病因的赛跑开始了。

灵长类动物的联系

58 1983 年，在一名法国同性恋患者的淋巴组织中分离出了人类免疫缺陷病毒（HIV），[8] 而现在已经有充分的证据显示 HIV 是引起艾滋病的原因（在第四章将进行讨论）。但是，这种病毒是从何处来的？

就像大多数新出现的感染一样，HIV 跨越了物种间的屏障，从动物传播给人类，但这种特殊的动物却很难追踪到。而一直以来，流传着很多骇人听闻的故事——说它是美国政府释放的人造病毒、脊髓灰质炎病毒疫苗的污染物，或者一种来自潜伏在非洲丛林的尚未被发现的动物身上的病毒。

HIV 分为两种类型：HIV-1 和 HIV-2。大多数科学家现在一致认为这两种病毒的发源地在非洲的某个地方。通过对血库储存的样本的研究，科学家们发现，早在 20 世纪 50 年代，中非就有 HIV-1 感染患者，而且自 20 世纪 60 年代起，西非就出现了 HIV-2 感染患者。当时的低感染率不足以引发流行，然而，从那时起，尽管 HIV-2 感染还是主要局限在西非，但 HIV-1 已经在全球流行开来了。

1976 年扎伊尔埃博拉疫情流行期间采集的血液样本显示，每 100 名患者当中只有不足 1 名感染 HIV-1，10 年后的重复检测显示这个数字没有增加。然而，又过了 10 年，到 1996 年，同一区域的感染人数已达到流行病的水平了。

许多非洲猴类都携带一种猴免疫缺陷病毒（SIV），该病毒与 HIV 相似。我们已经知道 HIV-2 与白枕白眉猴的 SIV 密切相关，因此这可能就是 HIV-2 的起源。在西非，
人们会猎食这种动物，或者当作宠物，多年以来，人们可 59
能在不经意间通过被感染的咬伤或者伤口而感染该病毒。这些零星的病例并没有引起特别的注意，但最后病毒站稳了脚跟，在人与人之间成功传播。

黑猩猩一直被认为是 HIV-1 的来源，但是直到最近，这件事还是很令人费解。黑猩猩生活在 21 个不同的非洲国家，尽管一些黑猩猩的 SIV 与 HIV-1 极其相似，其他的却截然不同。来自美国亚拉巴马大学伯明翰分校的比阿特丽斯·哈恩以及她的同事比较了来自四只不同的圈养黑猩猩的 SIV，得出了可能的答案。[9] 故事开始于 1995 年，哈恩

得到了一份样本，来自一只 HIV-1 抗体检测呈阳性的名为玛丽莲的黑猩猩。玛丽莲在采集样本期间并未患病，但是不久之后于分娩时死亡。哈恩发现不仅玛丽莲的 SIV，还有早些时候在加蓬捕获的两只黑猩猩的 SIV，都与 HIV-1 高度匹配。但是，从一只扎伊尔黑猩猩诺厄身上分离出来的 SIV 却与 HIV-1 截然不同。

黑猩猩的亚种[1]是在由河谷限定的孤立的地理区域中进化而来的，而且它们不能异种交配。哈恩分析了四只黑猩猩的 DNA，发现它们属于两个不同的亚种。四只黑猩猩中，SIV 与 HIV-1 相似的三只属于亚种中的中部黑猩猩，而来自扎伊尔的诺厄属于亚种中的东部黑猩猩。中部黑猩猩的领地恰恰就是报告了首批 HIV 感染者的非洲地区，所以哈恩确信这种 SIV 是 HIV-1 的直系祖先。她推测，在猎杀、屠宰和肢解黑猩猩以获取“丛林肉”[2]的过程中，病毒肯定不止一次地传播给了人类。

病毒跳跃

60 HIV 感染的是 CD4 阳性 T 淋巴细胞（见第 35 页），可

---

[1] 目前已确认了四种常见的黑猩猩亚种：西部黑猩猩、尼日利亚黑猩猩、中部黑猩猩、东部黑猩猩。

[2] 丛林肉，非洲野生动物的肉，用作食物。在许多非洲国家，特别是在农村地区，它是贫困人口的重要食物来源。

通过输血直接传播给未感染的人。通过这条途径，病毒可以立即发现自己接触到的新的还未被感染的 CD4 T 淋巴细胞。由于每毫升血液中就有数百万计的病毒，任何污染，无论是来自感染的针头还是在婴儿分娩期间，均足以播下新感染的种子。

HIV 大流行的悲剧之一是血友病患者的感染，HIV 从捐献的血液进入了人体凝血因子 VIII，这是血友病患者预防出血所必需的凝血因子。在艾滋病流行的头十年，英国有超过一千名血友病患者感染 HIV，使血友病的死亡率上升了十倍。无论如何，一旦认识到这个问题，对它的控制也相对快速和容易，现在大多数国家都会例行对血液及血制品进行 HIV 检测。

艾滋病的另一种重要传播方式是静脉注射毒品，这并不容易控制，主要原因在于它是非法的。20 世纪 80 年代早期，由于吸毒者没有干净的针头和注射器，他们毫无无菌意识，共用并重复使用旧的针头。结果，HIV 以及其他血液传播性病毒轻而易举地从一个针头使用者的血液传播到另一个针头使用者的血液中。一个特别的问题在监狱中浮现出来，在那里，多达一半的囚犯都是静脉注射毒品成瘾者。囚犯们依赖通过探监走私进来的注射器具，所以，很明显，针头是多次反复使用的。虽然 HIV 在监狱里传播时，很有可能周围社区的发病率很高，但情况并非总是如

此。在泰国，一场疫情在囚犯中暴发时，当地社区的感染
61 率依旧很低，1988 年的一次皇家赦免在无意间使大量 HIV 阳性的静脉注射吸毒者进入社区内，这可能加剧了艾滋病在人群中的流行。

但是，仅通过注射，HIV 无法成功地引起世界性大流行。该病毒主要还是通过性交传播，无论是异性性接触还是同性性接触。男性和女性的生殖器分泌物中均含有病毒，不过在异性性接触中，男性传播给女性的有效性大于女性传播给男性，在同性性接触中，主动的一方传播给被动的一方的有效性大于被动的一方传播给主动的一方。这是因为，当携带病毒的精液直接沾在黏膜表面时，感染更有可能发生。虽然病毒可以穿过男性或女性生殖道完整的黏膜，但有些性行为容易造成损伤或溃疡，包括肛交、干性性行为（将干燥剂插入阴道使润滑性的分泌物变干）以及由其他性传播疾病引起的生殖器溃疡，会增加感染的风险。反之，避免损伤的措施，例如包皮环切术（使阴茎顶端皮肤增厚）和使用避孕套，都可以防止感染。

淋病和梅毒都会引起生殖器溃疡和炎症，增加生殖器分泌物中血细胞（包括 CD4 T 细胞）的数量，因此，似乎有理由认为，任何一方感染这些疾病都会增加 HIV 感染的风险。一方面，会有更多的病毒传播给性伴侣；另一方面，感染的一方的病毒更容易通过破损、溃疡的表面进入另一

方的身体。但要证明这一点并非易事，因为人们的高风险行为对 HIV 和其他性传播疾病来说都是一样的。然而，20 世纪 90 年代初进行的两项研究的结果支持了这一观点。首先，在西非象牙海岸工作的来自美国亚特兰大的疾控中心 62
的流行病学专家凯文·德科克指出，有生殖器溃疡的性交易工作者将 HIV 传染给他们的性伴侣的概率高于没有生殖器溃疡的性交易工作者。此外，生殖器溃疡治愈后也可减少生殖器排出的病毒数量。[10] 第二项研究是由伦敦卫生和热带医学院的流行病学专家理查德·海斯组织的，他在坦桑尼亚的姆万扎农村地区工作，那里性传播疾病很常见，治疗条件落后。[11] 海斯选择了十二个类似的村庄，他对其中六个村庄里患有性传播疾病的人施以现代治疗，而另外六个村庄中患有性传播疾病的人则只接受了相当无效的当地传统疗法。仅仅两年后，在没有施以现代治疗的六个村庄中，男性和女性的艾滋病发病率是接受有效治疗的村庄的两倍。因此，这两项研究都表明，同时患有性传播疾病会增强人类免疫缺陷病毒的传播。

向全球扩散

人类的迁徙和工业化齐头并进，这在非洲地区的 HIV 传播中起到了重要作用。越来越多的人离开农村去往城市谋生，联合国预计，到 2025 年，发展中国家将有超过 60%

的人口居住在城市。最初，HIV 随着移居的人口，沿着高速公路迁移，成为一名城市居民。一旦病毒在那些具有更大的人传人潜力的城市定居，被感染的人口就会迅速增长。拥有多个性伴侣的人，如女性性交易工作者，很早就被感染，成为病毒传播的焦点。在移民工人聚集的城镇，男人长期背井离乡，性交易繁荣。南非的矿业城镇就是一个例
63 子。男性很多，女性很少，这为性交易和多个性伴侣提供了条件——在此环境下，HIV 大肆流行。

感染之后，城市工人携带着病毒返回乡村，感染他们的性伴侣，而性伴侣往往也会将病毒传染给未来的子女。20 世纪 80 年代末在非洲进行的研究发现，与更偏远和孤立的村庄相比，那些交通方便，易于去往大城镇或城市的村庄，比如位于公路两侧或者有定时的公共巴士服务的村庄，感染的人数更多。在乌干达的一个地区，每天往返于集镇与村庄之间的香蕉商贩被确定为病毒携带者。

因此，在这一问题引起重视之前，HIV 感染已经悄无声息地达到了令人恐惧的高水平。在 20 年的时间里，它从非洲中部一种不为人知的、孤立的农村地区的感染，迅速发展为一场感染全世界 3 000 万人口的大流行。HIV 已夺去了至少 1 100 万人的性命，现在已超过疟疾，成为非洲的头号杀手。每六秒钟，世界上就有一个人感染 HIV；几乎没有一个国家能够逃脱它的魔爪。HIV 是如何取得这一

非凡成就的？

在全世界，性网络如不断编织的蜘蛛网一般传播着疾病。比利时的一小群病例充分证明了这一无休无止的模式。[12]一名异性恋男性同时拥有多个性伴侣，当他被诊断出 HIV 阳性时，追踪到他最近的 19 名性伴侣。其中 18 名愿意进行 HIV 测试，有 11 名被他感染。这些女性都有一个或多个性伴侣，而这些性伴侣也有其他的性伴侣。就这样，性网络发展起来了。这种性网络经过数百万次延展（感染源头往往是性交易工作者），成为 HIV 实现全球传播的途径。

爱丁堡经验

1984 年，当一组血友病患者中有 44% 呈 HIV 阳性时， 65
爱丁堡的医生们才第一次意识到，艾滋病流行就发生在
自己家门口。[13]这些患者只是接受了当地生产的凝血因子
VIII，于是，一场寻找 HIV 阳性献血者的搜寻工作开始了。
调查发现，爱丁堡的静脉注射吸毒者中将近 50% 呈 HIV 阳
性，而格拉斯哥只有 4.5%，英格兰和威尔士只有 10%。这
是怎么回事呢？

20 世纪 70 年代末，静脉注射毒品在爱丁堡已成规模，
并于 1983 年达到顶峰，但医生还对它的存在一无所知。但
警方知道了此事，采取了积极的应对措施。他们阻止外科 66
用品商店和药剂师向吸毒者提供注射器和针头，同时，他

们从吸毒者那里缴获毒品时，也会一并没收他们的注射器具。警方利用这些非法注射毒品的证据逼迫吸毒者揭露他们的供应商。作为反击，毒贩强迫来访的顾客当场注射，在不携带任何罪证的前提下离开。再加上器具供应极为有限，导致吸毒者都聚集到了几个大型的“注射馆”，最多时有 40 人共享一套器具。

爱丁堡的大多数吸毒者都是当地青年，从未离开过爱丁堡。然而，有少数人被吸引到海洛因更便宜也更容易得到的南欧，而不幸的是，自 1979 年以来 HIV 就在那里盛行。1983 年初，一名特殊的吸毒者从西班牙回到爱丁堡，很快就因感染乙型肝炎病毒而发展为黄疸[1]。他在爱丁堡待了 6～12 个月，与其他吸毒者共用注射器具，然后就消失了。1987 年，当他再次露面时，他的 HIV 检测呈阳性。医生们复查了他感染乙型肝炎病毒时储存的血样，发现实际上他在 1983 年 1 月就已经感染了 HIV。他是爱丁堡已知的第一例 HIV 阳性的吸毒者，而许多在 1983 年 8 月前后和他共用注射器具的人也感染了。从这小小的开端，爱丁堡大约两千名吸毒者中最终有超过一千人感染了 HIV——这是全英国平均 HIV 阳性人数最多的地方。感染者大多是年

[1] 黄疸，由于血清中胆红素升高致使皮肤、黏膜和巩膜发黄的症状和体征。

轻人，而且三分之一为女性，就 HIV 而言，后一种情况是不同寻常的。整个事件中唯一称得上幸运的是，感染者被及早发现且得到了妥善的追踪与治疗。尽管如此，到 1993 年，仍有 70% 的人发展出了 HIV 相关疾病。

爱丁堡的大流行在西方国家是不同寻常的，因为在西 67
方 HIV 始于并且很大程度上依然存在于同性恋人群。这对同性恋群体来说是毁灭性的，而且很难解释。应是在 20 世纪 70 年代的某个时间，美国的同性恋男性到访非洲城市时感染了 HIV，那时它正在悄无声息地传播。感染首先扎根于洛杉矶、旧金山和纽约，在那儿有一小群同性恋男性过着非一般的生活。公共浴室是一夜情的温床，一部分男性自称每周有超过四十个性伴侣。肛交加上频繁罹患性传播疾病，助长了该病毒在这一群体中的快速传播，迄今为止，美国和欧洲艾滋病相关的六十万个死亡案例当中，这一群体占大多数。尽管在美国的一些主要城市，男同性恋者的感染率已经稳定下来（可能是由于更多的人有了适当的生活方式和 / 或转而采取更安全的做法），但这种流行病正在更小的城市蔓延，这些小城市的感染率在不断攀升。

双性恋男性是同性恋与异性恋人群之间的纽带。20 世纪 80 年代，有预测称，通过他们，西方异性恋人群中的 HIV 大流行即将发生。在一定程度上，这正在发生；HIV 在异性恋人群中的传播速度正在迅猛增加，并且快速赶超同性恋人群的传播速度。但是，由于现在我们已经意识到这一问题，这一流行病不大可能达到 20 世纪 80 年代男同性恋群体和现今非洲的惊人规模。

HIV 作为人类的终结者

HIV 可能消灭人类的威胁现在看来似乎过于牵强和危言耸听，但在 HIV 流行之初，其传播的数字模型表明，在相对较短的时间里，世界上大部分的人口都可能会被感
68 染。[14] 很显然，这个预测没有考虑到几个重要的因素。

HIV 一经发现，就迅速开展了一场前所未有的公共意识和教育运动，并与公共卫生措施相结合。这些措施包括减少吸毒者之间共享针头的针头交换项目，[1] 性病及生育诊所免费发放避孕套，以及为防止医护人员因意外或伤口造成感染而制定的操作规范。虽然很难衡量这些举措对这一流行病的总体影响，但可以肯定的是，它在限制 HIV 在西方传播方面发挥着重要作用。现今，新的药物制品（详见第六章）最终做到了控制感染和预防传播，使得 HIV 感染者的死亡率首次下降。

---

[1] 针头交换项目，也称针头与注射器交换项目，是一项社会服务项目，允许静脉注射成瘾者以很少的成本或免费获得皮下注射针头和相关器具，它本着减少伤害的理念，试图降低诸如艾滋病或肝炎等疾病的风险。

但是，尽管西方的形势有些许乐观，其他地区却是暗淡的。在大多数发展中国家，年轻人和性活跃者占人口的很大比重，HIV 仍在快速传播。印度有 400 万 HIV 阳性感染者，目前是全世界 HIV 感染人数最多的国家。它周边的人口众多的国家正处于疫情前沿。这就迫切需要采取有效措施阻止 HIV 的发展，并使用药物治疗已感染的患者，但印度政府负担不起。一个疗程每年的费用约为 15 000 英镑，而许多发展中国家每年人均仅有 1～2 英镑的卫生预算，很明显，获得治疗是天方夜谭。艾滋病已迅速发展为贫穷国家的穷人的疾病。

医生们注意到，一些有高危行为的人，如男同性恋者和经常接触 HIV 感染者的女性性工作者，他们的 HIV 检测结果总是呈阴性。这一人群与世界上大约 1% 的人口一样，69
携带着一个可以阻止 HIV 感染的基因突变。这一惊人的发现突显了人类的遗传多样性，并表明，即使是在最具破坏性的流行病中，如假设 HIV 是通过吸入进行传播，也可能会有一些人存活下来。

疯牛病和英国人

1986 年，英国农民首次注意到一种奇怪的新疾病在他们的牛群中传播。这种疾病很快得名“疯牛病”（现在公认为牛海绵状脑病），它会引起大脑的退行性改变以及致命的瘫痪。虽然疯牛病不是由典型的病毒引起的，但本书之所以涵盖疯牛病，是因为它的病原体像病毒一样具有传染性，并且能够以一种无细胞的形式进行传播。[1] 疯牛病的流行及对其病因的寻找将在这里叙述，而其病原体的性质将在第四章进行讨论。

在英国，疯牛病侵袭了一半以上的奶牛，也包括动物园里的动物（羚羊、林羚、大林羚、美洲狮以及猎豹）、家猫，最近还侵袭了人类。该流行病在 1993 年达到顶峰，超过 16 万头牛感染了疯牛病。事实上，感染的动物总数可能接近 90 万，因为疯牛病有很长的潜伏期——大约五年，这意味着许多感染的动物在出现症状之前已经被宰杀了。

为什么给牛喂食牛?

科学家们开始着手查找这种新疾病的原因，很快，他们发现了一种特殊的富含蛋白质的膳食补充剂——肉骨粉，所有受影响的农场的动物都喂食了这种肉骨粉。但是，它已经用来喂食动物多年，从未出现不良影响，这怎么可能是原因呢?

---

[1] 疯牛病的病原体即朊粒，又称朊病毒，是一种由宿主细胞基因编码的、构象异常的蛋白质，不含核酸，具有自我复制能力和传染性。

故事要从20世纪80年代初讲起，当时，全世界牛油的价格都在下跌。牛油是一种用于化妆品行业的脂肪，是牛和羊的尸体被煮成牛骨粉的过程中的副产品。随着牛油的利润降低，煮制过程就开始做成本控制了。有机溶剂不再被用来提取脂肪，因此，没有必要回收这些溶剂来重复利用，肉骨粉在高温下保存的时间缩短了。这些表面上无害的改变却足以让具有感染性的疯牛病病原体存活下来。 70

虽然疯牛病的起因很快被找到了，但这种病原体的源头不是那么容易发现。羊瘙痒病，一种类似疯牛病的羊的疾病，在英国的羊群中已经存在了几个世纪，所以，不可避免地，已感染的羊的尸体被制成肉骨粉，并喂食了牛。因此，可能是羊瘙痒病的病原体跨越了物种屏障感染了牛，但同样有可能的是，牛也有属于自己的疯牛病的病原体，在自然环境下，该病原体很少引起疾病，以至于它一直被忽视，直到人们开始用牛肉喂养牛。这两种方式中的任一种，再加上制作过程中的改变，都可能使病原体得以在牛群的食物链中再循环，但在这一阶段也许无法辨别它们。

到了1990年，随着公众对牛肉安全的担忧加剧，英国政府尽其所能来减轻国内和国际的恐慌。在一个现在很著名的新闻片段中，农业部部长约翰·古默试图说服他的女儿科迪莉亚吃一个用英国牛肉制作的汉堡。他的女儿拒绝了，于是他就自己吃了它。头条记者们对此大做文章：《古默支援牛肉运动》《亲爱的，为了我的前途，拜托吞下这个汉堡》《古默说：“牛肉绝对安全”》。

71 媒体的所有炒作只是提高了群众的警惕，不可避免的事情发生了：《抵制活动持续发酵，牛肉价格暴跌》《周末午餐选别的食物吧》《一百万儿童从此不吃牛肉》。但仍有一些人相信牛肉是安全的：《拒食牛肉：是整个国家都疯了还是牛疯了？》《疯牛病：人为牛疯》。英国政府坚持认为牛肉是安全的，直到他们的承诺被重重打脸：不久后，疯牛病明显已经传染给了人类，因此食用英国牛肉肯定不是安全的。

公平地说，疯牛病流行之初，人们掌握的可供研究的事实太少了——疯牛病的潜伏期很长，由一种我们知之甚
72 少的非常规的病原体引起，而且在它引发明显的临床症状之前，并没有能够用于诊断的实验室检测方法。因此，无从知晓有多少牛被感染，也无从得知疯牛病是否在牛群间传播。为了找出是哪些动物组织或分泌物（如牛奶）具有传染性，科学家进行了重要的实验，这些实验进行了长达18个月，才得出结果。所以，一开始，专家委员会，即海绵状脑病咨询委员会，不得不从羊瘙痒病的已知信息中寻找线索。

1988年实施的一项禁止使用反刍动物的蛋白质喂养牛的禁令在理论上应能阻止这一流行病的蔓延。的确，疯牛

病的病例数显著下降，但仍有超过 26 000 头在这条禁令生效之后出生的牛只患病。现已明确，大多数感染是由于农民继续使用已污染的饲料喂养牛，这些可能是用于猪和家禽的饲料。

在这个阶段，每个人都在担心一个问题：疯牛病会传染给人吗？这种可能性似乎微乎其微，因为几个世纪以来，我们和罹患瘙痒病的羊一起生活，并食用羊肉和羊内脏，都没有发生任何问题。但另一方面，如果疯牛病是由牛饲料中的瘙痒病病原体引起的，那么它已成功地跨越了羊与牛之间的物种间屏障。那它为何不再一次从牛跳跃到人呢？为了安全起见，英国政府于 1989 年推行了一项“特定内脏禁令”，将潜在的感染性物质（大脑、脊髓、胸腺、扁桃体、肠道、脾）从人们的餐桌上移除。但不幸的是，像羊饲料禁令一样，这一禁令并没有得到严格执行。在 1989 年禁令生效之前，大约有 8 000 例疯牛病病例，还有更多 73
的牛患病而无症状。这些牛都进入了人的食物链，因此英国人在 1989 年之前的数年里一直在接触含有疯牛病病原体的饮食。

禁令实施后，牛肉无疑比 20 世纪 80 年代初以来的任何时候都要安全，尽管如此，一些污染的牛肉还是出现在了餐桌上。1995 年，欧盟禁止英国奶农向国外出口牛肉，致使很多英国奶农破产。作为回应，所有超过 18 个月的英国牛（这些牛可能已经潜在患有疯牛病）均被宰杀，从人类食物链中移除。

整个事件总共花费了英国纳税人40亿英镑。当在已感染的牛的脊柱和骨髓内的神经组织中发现疯牛病病原体时，英国政府“出于严格的预防目的”，禁止出售带骨的牛肉。这一富有争议的裁决，虽然明显是为了保护公众免受感染，却摧毁了政府关于英国牛肉同疯牛病危机出现之前一样可以安全食用的承诺。然而，在1989年之前，我们现在所熟知的人类疾病——新型变异型克雅氏病——的起因主要是食用已感染的动物的肉。

传染性海绵状脑病

疯牛病属于一组被称为传染性海绵状脑病（TSE）的疾病，虽然这类疾病只是在1986年英国暴发疯牛病时才引起公众的注意，但它们并不是新疾病。羊的瘙痒病和人的克雅氏病、库鲁病已存在多年，与疯牛病及新的变种克雅氏病有许多相似之处。

74 羊瘙痒病会引起强烈的瘙痒，使病羊在柱子或围栏上摩擦身体以缓解瘙痒，因而得此名称，它最早于1732年在东盎格鲁羊身上发现。在今天，该病依然在数个国家的绵羊和山羊中传播，在英格兰北部、苏格兰以及冰岛尤其常见。羊瘙痒病会自然地由感染的母羊直接传给下一代羔羊，但成年的绵羊也会因为在留有产羔后的胎盘的牧场上觅食而感染。所以，和疯牛病一样，羊瘙痒病的病原体也是在某个阶段进入了食物链，这可能就是该病相对常见的原因。

1935 年，苏格兰的一次羊瘙痒病疫情杀死了超过一千只绵羊。这次暴发可追溯到一批污染的用于保护绵羊免受跳跃病[1]侵害的疫苗。因为只有接种特定批次疫苗的绵羊才会罹患羊瘙痒病，这第一次暗示了传染性海绵状脑病具有传染性。经过 1～5 年的潜伏期后，感染的动物开始出现典型的、强烈且持续的瘙痒，然后发展为行走不稳、步态蹒跚，并在几个月内死亡。这些症状是由大脑的退行性改变所引起的，肉眼无从辨别，但在显微镜下可以看到传染性海绵状脑病的特征性外观——脑灰质布满细小的孔，呈海绵状，并有一种称作“羊瘙痒病相关纤维”的不可溶性斑块样沉积物，可破坏正常的大脑组织。

20 世纪 20 年代初，在德国，H.D. 克罗伊茨费尔特和 A. 雅各布两人各自都发现了人类的“羊瘙痒病”——克雅氏病（CJD）。此病分布在世界各地，每年的发病率约为

[1] 跳跃病（louping-ill），一种传染性脑脊髓炎，多见于绵羊，主要引起发热、共济失调、震颤、昏迷和死亡等。它是由黄热病毒科黄热病毒属的跳跃病毒引起，通过蜱传播。“Louping-ill”一词源于古老的苏格兰语言，描述该病对绵羊的影响。

百万分之一。患者多为老年人，并在六个月内死于痴呆[1]。
克雅氏病如何自然传播无从得知，但它肯定可以像传染病
75 一样传播，因为它偶尔可通过不经意间被潜伏感染患者所
污染的人类物质进行传播。比如，治疗失明的角膜移植手术，神经外科手术中的脑膜移植，以及从人脑中提取制备的生长激素的注射，都可传播克雅氏病。还有其他几种人类传染性海绵状脑病，都非常罕见，但迄今为止最引人深思也最广为人知的是库鲁病。

美国儿科医生丹尼尔·卡尔顿·盖杜谢克因对库鲁病的研究最终获得了 1976 年诺贝尔奖。1955 年，他前往澳大利亚，同墨尔本的沃尔特与伊丽莎·霍尔研究所的免疫学家麦克法兰·伯内特爵士一起工作。碰巧的是，伯内特刚从巴布亚新几内亚回来，他目睹了巴布亚新几内亚东部高地一个偏远的福尔部落正遭受一种致命的神经系统疾病，被称为“库鲁病”。在福尔，库鲁（kuru）意为“害怕”或“颤抖”，这一名称讲述了当疾病发生时出现的肢体不稳和震颤。库鲁病似乎是一种主要累及妇女和儿童的新疾病，

---

[1] 痴呆，由于脑功能障碍而产生的获得性、持续性智能损害综合征，可由脑退行性变（如阿尔茨海默病、额颞叶变性等）引起，也可由其他原因（如脑血管病、外伤、中毒等）导致。痴呆患者必须有两项或两项以上认知域（如记忆、语言、视空间、执行、计算和理解判断等）受损，并导致患者的日常或社会能力明显减弱，还可伴发精神行为异常。

也是该部落当时最常见的死亡原因。

这一描述引起了盖杜谢克极大的兴趣，他决定亲自前往探个究竟。他花了十个月与这个部落朝夕相处，研究他们的习惯和风俗，推断库鲁病可能是一种遗传性疾病。[15] 1957 年，他返回美国，继续研究库鲁病。盖杜谢克对库鲁病与帕金森病之间的相似性尤为震惊，因为这两种疾病都存在特征性震颤，但在《柳叶刀》上的一篇通讯文章指出库鲁病与羊瘙痒病之间的相似之处后，[16] 他改变了研究方向。因为羊瘙痒病具有传染性，他便尝试通过向黑猩猩接种库鲁病患者的脑组织，将库鲁病传播给动物。二十个月过后，第一只黑猩猩出现了库鲁病的症状。[17] 由此开始， 76
他将此病传播给更多的黑猩猩和其他的猴类，从而证实了库鲁病具有传染性。他认为，“库鲁病毒”是该病的致病因子，通过福尔人的食人仪式在他们之间传播。在食人仪式上，妇女和小孩按照惯例要食用死去亲属的大脑，因而成为库鲁病发病率最高的人群。

盖杜谢克的这个说法可能是对的，因为自 20 世纪 50 年代末杜绝食人以来，库鲁病也逐渐消失。但是，这种疾病并非由典型的病毒引起，而且库鲁病出现在单一部落的原因依旧是个谜。类似于四十年后的疯牛病，可能是有人食用的大脑潜伏着一种罕见的自然类型的克雅氏病，导致这种传染病进入了多少有些不同寻常的食物链。

新型变异型克雅氏病

由于疯牛病危机，1990 年，爱丁堡成立了一个克雅氏病监测中心，用以监控新的克雅氏病病例，发现任何可能预示新的流行病的病例增长。农民、兽医和屠宰场工人尤其受到密切关注，因为他们最有可能接触疯牛病。在该群体中并未增加新的克雅氏病病例。但是，1995 年，两名青少年出现了脑退行性改变的症状并被诊断为克雅氏病，警钟敲响了。紧随其后，又出现四例病例——其中三例二十
77 多岁，一例三十岁。[18] 传统克雅氏病几乎很少出现在年轻人身上，那么，这是由于接触了疯牛病而引发的一场新的人类流行病的开端，还是其他原因导致克雅氏病不寻常地出现在年轻人当中？

有可能是因为疯牛病流行提高了人们对克雅氏病的意识，人们发现了一种年轻人身上的罕见克雅氏病，该病在过去鲜为人知，直到建立了克雅氏病监测中心。由于在当时没有检测疯牛病和克雅氏病的方法，医生们不得不依靠病例报告、临床分析以及死者大脑组织的显微镜检查来做出判断。以下三个标准使医生确信英国正面临一种新疾病：

1. 年轻人身上的克雅氏病似乎是英国独有的——其他欧洲国家和美国均未报告。

2. 相较于典型的克雅氏病，这种疾病的临床病程更缓慢，伴有更明显的行为改变和记忆缺失。

3. 最有说服力的可能是，这些年轻病例的大脑异常极为罕见。专家报告称，年轻病例中观察到的传染性海绵状脑病具有代表性的海绵状细胞和异常蛋白纤维沉积与典型克雅氏病不同。

这种新的疾病被称作“新型变异型克雅氏病”，专家们发布了一份措辞严谨的声明：“由于缺少其他可信的理由，目前最可能的解释是这些病例与在 1989 年牛内脏禁令颁布之前的疯牛病接触相关。”

随着疫情的发展，充满情感的新闻标题揭开了官方数据背后的个人悲剧。

《把我的生命还给我》：

> 这是疯牛病的受害者薇姬·里默——她的处境就 78
> 像是与一颗致命的定时炸弹相伴。十六岁的薇姬——双眼失明，不能说话，不能活动也不能进食——可能是已知的第一个因食用受污染的汉堡而患病的病例。“她曾是世界上最健康的小孩。但她一直都喜欢吃肉。”她的妈妈贝丽尔说。[19]

《素食主义女孩死于克雅氏病》：

> 四年多未吃肉的女孩感染了人类疯牛病。24 岁的克莱尔·汤姆金斯患上一种神秘疾病长达一年，现在才确诊，这触发了人们的担忧，即该病的潜伏期可能比之前认为的要长。[20]

目前有一种检测方法可以区分疯牛病与典型克雅氏病的异常脑蛋白，新型变异型克雅氏病显示出了疯牛病的模式；有明确证据表明疯牛病已感染了人类。这将造成巨大的影响，而且仍有很多未解的问题。克雅氏病可以通过输血传播吗？是否需要发明一种检测方法来发现那些有克雅氏病风险的人？尤其重要的是，人类将会发生多大规模的流行病？

到 1996 年为止，英国仅有 14 个新型变异型克雅氏病确诊病例，而法国只有一例。来自新西兰达尼丁的奥塔戈大学的戴维·斯基格在《自然》杂志上发表了一篇标题为《错误警报的流行病》的文章，他质疑道："如果说'一燕不成夏'，14 个病例又何以构成流行病？"[21]《自然》杂志也报道了对流行病的数据预测，其结论是：

> ……在我们对潜伏期有更清楚的了解之前，预测的病例数大约在一百到数万之间；到目前为止英国只
> 79 有 14 例确诊病例，并不一定意味着疫情会很轻微，即使再过四年，形势也未必就能完全明朗。[22]

千禧年伊始，英国仅有一百多例新型变异型克雅氏病死亡病例。但是，我们仍需静观其变。不过，与此同时，疯牛病流行显然确实是一个人为的事件——有人称，这是一场“疯人病”而不是“疯牛病”，因为在自然情况下，牛不会养成食用死牛大脑的习惯。从这场尚未结束的悲剧中，我们可以吸取很多沉痛的教训。

其他人为的疾病

对于需要新器官——无论是心脏、肝、肺，抑或是肾——的人来说，目前的情势是令人绝望的。没有足够的器官可供分配。在英国，有超过五千个依赖透析维持生命的人在等待肾移植；许多人在等待移植的过程中离开了人世。他们所祈盼的，可能就在眼前。目前已专门培育了一种“设计”猪，它们携带人类基因，因此，它们的器官将免受人类免疫系统的排斥，但仍然存在一个主要的问题——猪病毒。所有的猪都携带可能会感染人类的病毒，尽管可以生产出“干净”的猪，但事实上它们仍会携带内源性逆转录病毒。这些逆转录病毒与 HIV 同属于一个病毒家族，会将其遗传物质插入宿主细胞的染色体中，与正常 DNA 一起遗传。正因为如此，要去除这些病毒即使不是不可能，也是非常困难的。

1997 年，英国科学家发现，从正常猪细胞中释放出的
猪逆转录病毒可感染人类细胞，这表明，这些病毒能够从
80 移植器官跳跃到受体细胞，然后有可能从受体细胞传播给
另一个人。很快我们就会遭遇一场新的流行病。鉴于这些
研究结果，一些政府暂停了将猪作为器官捐献者的做法，
直到我们更了解猪病毒感染人类的可能性。但在此前，猪
已被用来拯救处于绝境中的人们。譬如，一些人已暂时用
猪肾移植取代透析机，而猪的组织已被用于人体实验（例
如用胰岛细胞治疗糖尿病，用脑细胞治疗帕金森病和亨廷
顿病）。当这些人进行了猪病毒感染的检测后，结果显示
无一感染。基于这一乐观的结果，正当欧洲委员会呼吁全
世界暂停猪移植时，许多科学家却认为，有限度的、严密
监测的临床试验是可行的，可以做风险评估，进行一定的
探索。否则，真正的危险将是，在世界上某些地方，由商
业利益驱动的、监管不力的试验可能引发灾难。毕竟，如
果成功的话，据商业公司估计，猪的器官每年可带来高达
六十亿美元的盈利。

控制害虫，还是大范围混乱？

到目前为止，本章描述的所有流行病均是由这样或那样的人为原因造成的，尽管都是出于无意或意外。但有时，

我们也会故意释放病毒以控制害虫。第一次也是最著名的
一次利用病毒作为生物控制剂是在 1950 年，人们将一种能
够自然感染巴西兔子的多发性黏液瘤病毒传播至澳大利亚
和英国，以控制兔子的数量（见第一章）。这是一个关于自
然选择的绝佳例子，对病毒和兔子双方来说都是。虽然病 81
毒毒性减弱了，但兔子的抵抗力增强了，现在，澳大利亚
和英国兔子的多发性黏液瘤病表现出了与它们的表亲巴西
兔子一样稳定的感染模式。

1859 年，欧洲兔子被引入澳大利亚作为食物来源，由于缺少天敌，它们的数量不断攀升。它们以当地植物为食，取代了自然的野生物种。据估计，目前澳大利亚每年有三亿只兔子，给农作物带来的损失约三亿英镑。农民大声疾呼，要求采取行动，于是澳大利亚政府决定试验一种杯状病毒，即兔出血症病毒，该病毒对欧洲兔子的致命性与传染性堪比埃博拉病毒对人类的杀伤力。它通过包括吸入在内的多种途径进行传播，所以其影响范围势必很大。20 世纪 80 年代，这种病毒突然出现在欧洲，杀死了超过 90% 的受感染的兔子——死亡数量如此之多，以至于人们开始担忧兔子的捕食者，如狐狸、野猫和老鹰。

1995 年，在严格的隔离措施下，兔出血症病毒被释放至一处试验地，位于距南澳大利亚海岸五公里的杳无人迹的沃丹岛。但不知何故，可能是因为一场森林大火将携带

病毒的蚊子逐出该岛，病毒出逃至大陆。抵达弗林德斯山脉国家公园后，它杀死了 75 万只兔子，很快就感染了全澳大利亚的兔子。

在释放病毒之前，对 31 个澳大利亚野生和驯养动物物种进行了检测，结果显示它们均不易受感染。同样，在沃丹岛上接触过病毒的工人的血液检测结果显示阴性。到目前为止，对于病毒将会在物种间跳跃传播的担忧已被证明是毫无根据的，因此，澳大利亚科学家们打消了疑虑，在全国数百万个地点释放了更多病毒。在一些区域，兔子的
82 数量已减少 95%，但科学家们知道，兔子不会被消灭，因为就像多发性黏液瘤病毒所遭遇的那样，兔子将会产生抵抗力。

目前，这种人为的兔子传染病正在兢兢业业地做着自己的工作。澳大利亚在未来无法完全预测的情况下选择了短期利益。世界各地的病毒学家和生态学家就这样做是否明智的问题展开了舌枪唇战。一些人将其称为“玩火”，正如我们从经验中了解到的那样，病毒会做一些我们意想不到的事情。这种病毒若想要感染其他野生动物或者人类，就需要进行突变，但即使没有突变，也将对当地的生态产生巨大的影响。与兔子争夺食物的西部灰袋鼠的数量已经增加了六倍，而在某些地区，以兔子为食的野猫的数量减少了将近 90%。此外，生态学家现在也在担心鹰、鸢和鸮

这样的猛禽。这一次，我们仍然只能静观未来。但有一点是肯定的——这绝不是最后一次此类试验。

人类在这个星球上为生存而战并取得成功，不可避免地扰乱了几百万年来一直保持着微妙平衡的生态系统。本章阐明了这些扰乱所带来的一些破坏性的连锁效应。我们不熟悉“新”病毒感染，而它们往往是致命的且具有高度传染性。病毒基于自身的本性，会肆无忌惮地利用一切机会以达到自己的目的，因此，如果我们想要在未来避免出现新的不可预测的冲突，就必须收敛自己的行为。

第三章　传播疾病的咳嗽和喷嚏

圣诞节前夕，70 岁的退休售货员玛丽·史密斯在她位 83
于布里斯托尔的家里，正盼着儿子约翰从香港赶回来过节。约翰到家时感觉浑身无力、发烧，但在家休息了几天后，他恢复了健康，可以和母亲玛丽、姐姐露西以及她的两个儿子——十岁的理查德和两岁的杰克——一起享受节日了。到了节礼日[1]那天，玛丽感到不舒服，她想可能是自己在家庭聚会上吃了太多，又喝了太多酒的缘故，于是就去床上休息片刻。醒来时，她开始打寒战，头及四肢疼痛，伴有干咳，体温升至 38.5℃。次日她已下不了床，约翰便打电话叫家庭医生来看诊。家庭医生说："只是病毒感染，如果三天后未见好转，再打电话给我。"

---

[1] 节礼日，圣诞节后的第一个工作日，英国和其他一些国家将其定为假日。

第二天，露西带着杰克来帮忙。当看到母亲咳嗽不止且呼吸困难时，她吓坏了，又给医生打电话。玛丽被确诊为肺炎，紧急送往医院。三天后，玛丽去世。可能的诊断——病毒性肺炎。

84 在伦敦，希思罗机场的一名地勤人员、29岁的乔治·彼得森正在圣诞节高峰期加班加点，以换取丰厚的加班费。他在上班时有些身体不适，便在回家的路上顺道去了当地医院的急诊科。到诊室时，他面色苍白，大汗淋漓，还发着高烧。他浑身疼痛，上气不接下气。住院医师刘易斯医生见状不妙，立即将他收治入院。刘易斯认为乔治得了肺炎，未等检测结果出来就开始给予静脉注射抗生素[1]进行治疗。次日，乔治病情加重，呼吸困难，并显示有心力衰竭的迹象。他被转入重症监护室，上了呼吸机，但病情持续恶化，于当天夜里去世。可能的诊断——病毒性肺炎。

与此同时，两家医院的病毒实验室的工作人员已从玛丽·史密斯和乔治·彼得森的鼻咽拭子中分离出流感病毒。按惯例，流感病毒被送往伦敦北部科林达尔的公共卫生中

[1] 抗生素，由各种微生物（包括细菌、真菌、放线菌属）产生的能杀灭或抑制其他微生物的物质。抗生素分为天然抗生素和人工半合成抗生素，前者由微生物产生，后者是对天然抗生素进行结构改造获得的半合成产品。

央实验室，做进一步分析。在那儿，研究人员发现乔治和玛丽感染的是同一种病毒，但与社区内目前流行的流感病毒是不同的类型。

在这两名患者死亡后的一周内，又确诊了十二例流感病例，其中四例来自同一个家庭。玛丽·史密斯的女儿露西以及她的孩子们都受到感染，几天后，两岁的杰克死亡。在伦敦，乔治的女朋友病重住院，刘易斯医生和乔治在希思罗机场的同事也均患病。布里斯托尔和伦敦的家庭医生报告的流感病例突然大增。很快，这种传染病就从这两个地方扩散开来，像雾气一般弥散至整个国家，许多人因此丧生，尤其是年轻人和老年人。

在科林达尔实验室，病毒被分型为 HXNY 流感——一 85
种仅在远东发现过的新毒株。在英国，没有人对新的毒株有免疫力，而且目前的疫苗也无法覆盖它——我们面临一场可能导致数百万人死亡的大规模流行病。

虽然看起来很真实，但幸运的是，由于全球流感监测网络的存在，我们虚构的以上场景如今不大可能在现实中发生。但在 1918—1919 年，第一次世界大战即将结束之际，这一幕曾确确实实上演。随后发生的大流行杀死了大约一亿人，远远超过第一次世界大战本身造成的死亡人数。这样的瘟疫代表了对人类历史产生重大影响的传染病的自然周期。

传教士和商人

在 1796 年爱德华·詹纳发明天花疫苗之前，传染病的自然周期一直占据主导地位。天花作为一种自然发生的病毒感染现已被根除，但在其全盛时期，它是人类面对的主要杀手。天花病毒同麻疹病毒、腮腺炎病毒和风疹病毒一样，只会感染人类，且不会感染同一个人两次，也不会形成慢性感染，它们依赖持续的人传人才得以存活。这意味着，实际上，它们只能在大量人口密切接触的地方生存，这样一来，由于易感人群的不断更新，传染病就可周期性重复发生了。

大约一万年前，农业的出现导致了固定社区的建立，这些病毒可能从那时起就已经感染人类。大约公元前 1000 年，在埃及尼罗河和印度恒河流域的肥沃土地上出现了繁荣的文明，繁衍了大量的人口，足以维持天花病毒的生存。
86 那时并没有关于天花的书面记录，但埃及的木乃伊（尤其是英年早逝的拉美西斯五世国王[1]）显示出典型的天花脓包。病毒可能从这些要塞向北又向东传播到中国，在中国，

[1] 拉美西斯五世的木乃伊于 1898 年被发现，由于在他的脸上发现损伤，提示其可能得过天花并死于天花，他被认为是已知最早的这种疾病的受害者之一。

最早的关于天花的书面记录可追溯到公元 340 年。

从这些地方开始，天花随着商人、军队以及殖民者传播到新的领地，它总是瞄准未被感染过的土著居民，制造感染，造成毁灭性流行。它沿着滇缅之路和丝绸之路等古代贸易路线前行，并由伊斯兰入侵者和归来的十字军带入欧洲。12 世纪时，天花肆虐欧洲、亚洲和北非的大部分地 87
区。病毒在这些地方建立了周期性的流行病大暴发模式，每三个城市居民中就有一人死于该病，每年西欧都有超过四十万人丧命。

15—18 世纪，天花由早期的定居者和侵略者带到了美洲、非洲、澳大利亚和新西兰。由于完全没有对天花病毒的抵抗力，这些地区的土著居民遭受了极大的痛苦。在一些地方，天花消灭了多达一半的人口，显然对世界历史产生了重大影响。阿兹特克人被西班牙侵略者击败就是一个充分的例子。1520 年，埃尔南多 · 科尔特斯入侵墨西哥时，他的士兵不足六百人。他遭到痛击，直到一小支救援部队来援战，而这个部队中恰巧有人潜伏感染天花。因为天花对于阿兹特克人来说是一种全新的疾病，它感染了几乎所有的阿兹特克人，导致三分之一的人死亡，使科尔特斯轻而易举地取得了胜利。

其他毒性较弱的病毒也有类似的故事。这些病毒（比如流感和麻疹）在熟悉它们的人群中所造成的疾病通常都不是致命的，但当它们第一次进入一个未曾接触过这些疾病的社会时，就会造成毁灭性后果。麻疹的一次次流行，助推了南美洲最南端的偏远岛屿火地岛上的土著居民的灭绝，那是苏格兰传教士夫妇托马斯·布里奇斯和玛丽·布里奇斯于 1871 年建立前哨的地方。一种神秘的疾病随一艘供给船传入该地，起初被医生诊断为伤寒性肺炎，但布里奇斯夫人和教会的女士们不久后发觉，这是麻疹。当地的土著居民深受其害，感染者中有一半的人都死亡了。然而，欧洲人的孩子只表现为轻症，而成年的欧洲人因在小时候都患过此病，所以完全未受影响。

88 在其著作《世界尽头》中，布里奇斯夫妇的儿子 E. 卢卡斯·布里奇斯提供了关于麻疹对雅甘部落的影响的第一手资料：

> 当地土著居民一个接一个地因发烧而病倒。仅仅数天，死亡数的增长之快已使挖坟墓的速度无法跟上。在偏远的地方，死者就直接被放在棚屋外面，或者等邻人有力气时，抬或拖至最近的灌木丛中。[1]

卢卡斯的父亲夜以继日地埋葬死者：

> 我记得他日复一日地扛着十字镐和铁铲出门，直

到夜深时才回来，精疲力竭。在距村子不远处的一个定居地，他发现有一家人全都病故了，只有一个婴儿幸存了下来，他把这个孩子带回了家。

他还描述了这场流行病毁灭性的后遗症：

> 令人震惊的是，这种同样在文明社会中流行，但很少致命的属于儿童的小病，竟然夺去了一个地区一半以上的人口，幸存下来的人的生命力也大为受损，致使接下来的两年里另一半人口也因病去世，很明显这是疾病的后遗症造成的。

他接着（正确地）推测了感染结果中种族差异的原因：

> 这一定是因为我们的祖先在几代人的时间里一直遭受着麻疹的周期性流行，于是我们就获得了一定程度的免疫。另一方面，雅甘人虽然人高马大，能够对付寒冷与各种苦难，并且在重伤之后总是能奇迹般地康复，但他们从未见过这恶魔般的东西，因此缺乏能
> 力来抵抗……当它以如此致命的形式出现时，医生们 89
> 未能认出它的真正面目也不足为奇了。

引人深思的是，他还注意到：

值得注意的是，我们地区有八九个混血儿[1]虽然和他们的印第安亲属过着相同的生活，但是他们在两次流行病中都存活了下来，并且完全恢复了健康。毫无疑问，他们从父辈那里遗传了抵御这种毁灭性热病的能力。

几种这样的流行病席卷了这些岛屿，当时的布里奇斯家族和现在的我们一样清楚，麻疹是火地岛土著部落灭亡的主要原因。1924 年，卢卡斯·布里奇斯的兄弟威尔来到奥纳部落，那一年，一个白人家族将"瘟疫"第一次带到了这里：

当威尔……意识到这是什么的时候，他建议奥纳人为了活命立刻疏散，像以前一样躲入森林中，切断与同族之间的一切联系。听取这一明智建议的少数人躲过了这一劫，却在五年后的 1929 年，在第二次疫情中被感染。

[1] 这里尤指白人和美洲土著人的混血儿。

流行与大流行

流行的定义是在一个社区内感染病例数量的不寻常增长，大流行则是指迅速横扫世界几个大洲的疫情。这些瘟疫自古以来就威胁着我们的生存，但直到最近，人们对于瘟疫为何会定期席卷一个社区并阶段性消失这件事才有了准确理解。这可以追溯到1846年在法罗群岛[1]与世隔绝的社区中发生的一次著名的麻疹流行。一名丹麦木匠看望了生病的友人八天后来到岛上，在此之前，法罗群岛已经 90
有65年没有过麻疹疫情了。这名木匠染上了麻疹，在接下来的六个月里，7 782名岛民中有6 000人也感染上了麻疹。年轻的丹麦医疗卫生官员彼得·潘诺被派去调查这次流行。

潘诺发现，在上一次也就是1781年的麻疹流行中患过该病的老年人在这次流行中无一患病，于是，他断定自然感染麻疹后可获得终身免疫力。通过仔细查问病人所接触过的人，他揭示出麻疹只在皮疹首次出现时才具有传染性，潜伏期为13～14天。潘诺的观察结果第一次解释了儿童传

[1] 法罗群岛，丹麦的海外自治领地，地理位置介乎挪威海和北大西洋中间，处于挪威与冰岛之间。

染病的模式，即为何不光麻疹，还包括腮腺炎、水痘和风疹，通常好发于儿童，以及为何流行病会在一个社区定期出现。在被免疫计划消灭之前，这些病毒每两年席卷英国一次，尽管偏远农村地区的儿童可能幸免，但大多数城市儿童在三岁时都会被感染。

流感

流感比普通的儿童传染病更难预测，且传播更广。虽然流感在每年冬天都会暴发，但全面流行的情况每 8～10 年才发生一次。在英国，全面流感暴发通常会导致多达 10% 的人口被感染，大约 25 000 人死亡。英国最近一次流感流行发生于 1989 年，[1] 伴有 600 000 人被感染，26 000 人死亡。

流感大流行出现的时间间隔越长，破坏性就越大。在
91 过去的一百年间，发生了三次流感大流行，分别在 1918 年、1957 年和 1968 年，每一次都如海啸般席卷全球。这种大流行之所以会发生，是因为没有人有免疫力——即使

[1] 由于这本书出版较早，有些数据未能及时更新。英国最近一次大流行发生于 2009 年，由甲型 H1N1 流感病毒引起。据统计，该病毒仅在第一年就在全球造成 10 万～40 万人死亡。

是那些在之前的大流行中被感染过的人。

“流感”（influeza）一词意为“影响”（influence），是15世纪的意大利人创造的，他们认为流感是由一种邪恶的、超自然的影响力引起的。最早记录的流感大流行发生于1562年，当时的人们称之为“新接触病”。伦道夫从位于爱丁堡的苏格兰玛丽女王的宫廷里给伦敦的W. 塞西尔爵士去信：

> 爵士阁下，女王一到居所便得一新病，该病普遍见于镇上，被称为“新接触病”，现已流行于整个宫廷。无论是贵族、夫人还是小姐，抑或法国人、英国人，无一幸免。[2]

在描述症状时，他写道：

> 这场瘟疫攻击的是患者的头部，并会带来胃部疼痛，伴有剧烈咳嗽。有些人病程长，有些人病程短，因为它已找到适合疾病性质的机体。

以及死亡率：

> 除了一些老人，该病看上去并不危险，也没有人

会死于这种疾病。

我们频繁遭遇流感流行，中间又穿插着不那么频繁但更具破坏性的大流行，之所以会这样，是因为病毒具有改变其遗传构成的独特能力。流感病毒的遗传物质频繁发生
92 突变，因此，在社区中传播的病毒每年都会在其蛋白结构中发生 2～3 次变异。这就是“抗原性漂移”，因为病毒会慢慢地漂离它们的母代，同样也躲开了我们先前接触病毒后所产生的免疫力。最终，不同于母代的变异病毒株得以感染那些已对其母代有免疫的人，引发新的流行。

在电子显微镜下观察会发现，流感病毒颗粒形状各异、大小不一，并且它们的表面都有一部分突起的刺突。这些刺突由两种蛋白质组成，即血凝素（HA）和神经氨酸酶（NA），它们是病毒用来吸附并进入宿主细胞的“挂钩”。抗血凝素抗体和抗神经氨酸酶抗体可以阻止病毒与细胞结合，从而防止感染，并使机体产生免疫。因而，从分子层面来看，抗原性漂移是 HA 和 NA 的微小变异的缓慢累积，使得病毒能够不时地躲开机体的防御，引起疾病。但是，社区中仍有部分较强的免疫力，确保了抗原性漂移不会引发大流行。

当病毒的遗传构成发生巨大改变，产生一种世界上大多数人都未曾遇到过的全新的毒株时，一场流感大流行就

开始了。这种甲型流感病毒[1]特有的突然发生大幅度变异的能力被称作“抗原性转变”，每 10～40 年仅发生一次。

因为 HA 和 NA 在对抗流感的免疫方面至关重要，所以病毒的命名是根据它们所携带的 HA 和 NA 的类型来的。引起 1918 年“西班牙”大流感的病毒后来被称作 H1N1。该病毒在社区中以微弱的漂移传播着，直到 1957 年出现了“亚洲”流感，即 H2N2。到 1968 年，变成了 H3N2；而在 1976—1977 年，H1N1 又卷土重来。每一次病毒的大转变 93
都会造成大流行。

---

[1] 根据核蛋白（NP）和基质蛋白（MP）不同，流感病毒分为甲、乙、丙和丁型，对应的英文名为 influenzavirus A、influenzavirus B、influenzavirus C、influenzavirus D。根据病毒表面的血凝素（HA）和神经氨酸酶（NA）抗原性不同，甲型流感病毒又分为若干亚型，迄今为止 HA 有 18 种，NA 有 9 种，这样会形成 198 种可能的组合，但只有少数是人的病原体。例如，甲型 H1N1 流感在 2009 年造成大流行，因此也被称为 A（H1N1）pdm09，它取代了 2009 年之前流行的甲型 H1N1 季节性流感病毒。乙型流感病毒无亚型之分，而分为两个系。目前流行的乙型流感病毒属于乙型 Yamagata 系或乙型 Victoria 系。丙型流感病毒检出率较低，通常导致轻度感染，因此对公共卫生影响较小。补充一点，丁型流感病毒为目前最晚发现的流感病毒属。该属第一个病毒株于 2011 年 4 月在美国奥克拉荷马州的猪的唾液中发现，其基因组与丙型流感最为接近，因此最初被归为丙型流感病毒。2014 年，本·豪斯等人认为此类病毒在基因上及抗原上皆与丙型流感病毒明显不同，因此将该类病毒独立为一新属，即丁型流感病毒。丁型流感病毒主要感染家畜，在猪、牛、山羊、绵羊体内皆有发现，目前还不清楚它是否能感染人类。

对流感的研究可追溯到 1901 年——远在流感病毒被发现或被描述之前。在意大利费拉拉工作的欧金尼奥·琴坦尼发现鸡瘟（一种致命的类似流感的家禽疾病，经常摧
94 毁家禽养殖）是由一种滤过性病原体[1]引起的。他绘制了详细的地图，显示了当时的疫情穿过意大利，越过阿尔卑斯山脉，进入奥地利，再从那里抵达德国的过程。他认为罪魁祸首就是一名携带被感染的牲畜的流动家畜商贩。这名倒霉的商贩在 1901 年夏天顺便参加了德国不伦瑞克家禽展，导致展览匆匆结束，所有参展者都带着新感染的牲畜回家了，使疫情进一步扩散。

尽管有这些发现，但这种鸡瘟病毒的真实身份一直不为人所知，直到 1955 年，在德国图宾根为马克斯·普朗克生物研究所工作的维尔纳·沙费尔发现，它不是别的，正是禽流感病毒，人类流感病毒的近亲。沙费尔认为（这一点后来得到证实），在特定条件下，来自不同物种的流感病毒可以通过一个基因交换或基因重配[2]的过程，从而能够

---

[1] 这种滤过性病原体可以穿过细菌无法穿透的过滤器。

[2] 这里要注意区分两个概念：基因重组（gene recombination）和基因重配（gene reassortment）。基因重组是指两种病毒感染同一宿主细胞发生基因的交换，产生具有两个亲代特征的子代病毒，并能继续增殖，其子代病毒成为重组体。基因重配是指基因分节段的 RNA 病毒，如流感病毒、轮状病毒等，通过交换 RNA 节段而进行的基因重组。

感染不同物种的宿主，“这样一来，一种新型的［人类］流感病毒可能是从鸡瘟发展而来，反之亦然”。[3]

流感病毒的遗传物质被分割成八个节段，所以，当两种不同的病毒株感染相同宿主细胞时，产生的子代病毒可能含有两个母代基因的结合体，这就叫基因重配。许多这样产生的病毒会找不到合适的宿主进行感染，或者与母代病毒的差异不够大，不足以引发问题。但如果重配涉及的是 HA 或 NA 基因的话，那么所产生的子代病毒就可能会与当下流行的毒株有足够大的差异，足以逃避宿主的免疫。在这种情况下，新的子代病毒相较于它的同胞病毒更具选择优势，将迅速传播并有可能引发大流行。

基因重配可能发生在感染同一人类细胞的两种人类流
感病毒之间，而且可以在实验室中人为操作。它也可以发 95
生在禽类或哺乳类（如猪）身上，在人类流感病毒基因与禽流感病毒基因或者猪流感病毒基因之间进行重配。这些动物是不同病毒株的储存宿主，时不时地就会有某种病毒入侵人类，引发一场大流行。

牵线搭桥的猪

来自远东的新型流感病毒株比可能只是偶发的更频繁出现。1957 年大流行和 1968 年大流行都起源于那里。

基因转变的病毒要感染人类，通常需要一个禽-猪-人的三角关系。水禽是流感病毒的主要天然宿主，因为它们能够以无害感染的方式携带病毒，而在禽类身上几乎可找到全部 15 种 HA 和 9 种 NA 的所有可能的组合方式。所以，禽类就像一个大熔炉，它们排泄的粪便大量释放众多不同的流感病毒。但是，只有少数几类 HA 可以直接感染人类细胞，所以，为了成功地将重配的禽类病毒传播给人类，往往需要一个中间宿主。这就是猪的作用所在，因为

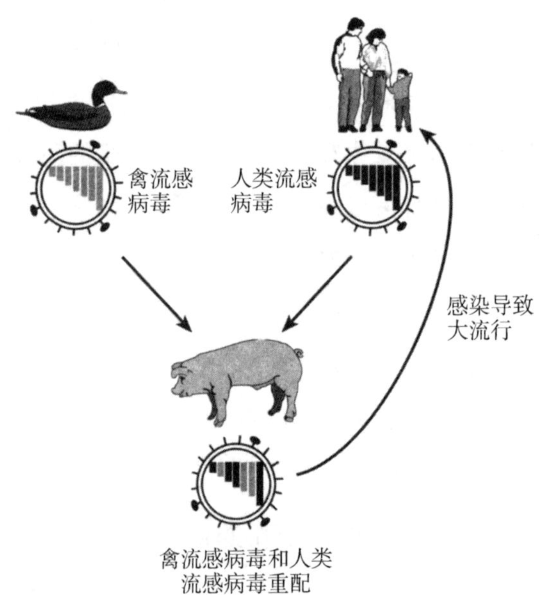

图 3.1　流感病毒的重配。禽流感病毒和人类流感病毒在猪体内发生重配。重配后产生的新的子代病毒可能会感染人类，并引发一场大流行。

猪对于禽流感病毒株和人流感病毒株都是易感的。禽流感病毒和人类流感病毒最终的重组发生在同时感染这两种病毒的猪身上，这种每个世纪会出现几次的新病毒，其遗传
物质是禽流感病毒基因与人流感病毒基因在猪体内发生重 96
配后的混合体，可以感染人类并引发大流行。

西部前线状况如何？

每个人都同意，1918 年西班牙大流感在很多方面都是反常的。这次大流行席卷欧洲和美国，远及阿拉斯加的遥
远荒原和最偏僻的岛屿居民。全世界有一半的人口被感染， 97
每二十人当中就有一人死亡。大多数死者是青少年和年轻人。而其他的流感大流行中死亡率是千分之一，死者基本上是年幼者或老年人。

虽然一些人由于被病毒破坏了肺组织而在患病后一两天内死亡，但大多数死亡发生于患者患病大约一周之后。后者的死因可能是细菌感染了已被病毒破坏的肺组织。细菌和病毒的混合感染在 1918 年非常普遍，当时这种流感的真正病因依然不为人知（该病毒直到 20 世纪 30 年代才被分离出来），以至于人们认为细菌（仍被称作流感嗜血杆菌）可能是引起大流行的主要原因。现在已经清楚，这种细菌是呼吸道的常驻菌，对健康的人而言不会引发任何疾

病。但是，一旦细胞被病毒感染（如流感）破坏，细菌就会乘虚而入，并在组织中大量繁殖，引发肺炎。

1918 年大流行之所以那么严重，可能是由于病毒，也可能是当时的特殊环境造成的。欧洲的战争已持续四年。军队生活在拥挤不堪、极不卫生的环境中，而且总是大批大批地从一个地方迅速转移至另一个地方。这些正是有助于空气传播型病毒（如流感）扩散的条件。许多士兵压力大、疲惫，而且严重营养不良——这些人最容易受感染。但是，仅凭战争因素（无论多么可怕）无法解释这一流行病为何如此严重，因为即使是在未经受兵燹之祸的地方，死亡人数也异常之多。

会不会是这种病毒具有特别强的毒性呢？我们仍然不
98 知道这个问题的答案，但是，如果我们要在未来防止类似灾难发生的话，找出答案是很重要的。最近，一群美国科学家利用现代分子技术，从储存在实验室长达八十年的一名 1918 年西班牙流感患者的肺部组织中分离出了一种流感病毒。在对其进行类型测定之后，他们得出了一些非常令人惊讶的结果。[4] 他们将 1918 年流感的病毒与普通人流感病毒、猪流感病毒以及禽流感病毒进行比对后发现，该病毒与禽流感病毒的相似性极低，然而与一种猪流感病毒几乎一致。为了证实这一点，科学家研究了从一名因纽特妇女身上提取的 1918 年流感病毒，该妇女在大流行席卷阿拉斯加时死于布瑞维格米申这个小村庄。由于她的尸体被埋在永冻层[1]中，病毒保存完好，如同经过了八十年的深冻冷藏，对其的分析证实了科学家早期的观察。在 1918 年，猪也遭受了一次流感大流行，所以病毒可能是直接从猪传播给人类，没有经过任何来自禽类的遗传输入——如果这一点成立，将是一个独特的观察发现。

做好准备

20 世纪 40 年代初，实验室中第一次培育出流感病毒，
下一步显然就是研制出预防该病的疫苗。早期使用灭活病 99
毒制剂的尝试相当成功，而且疫苗至今仍是预防流感的主
要手段。但也存在一些问题。首先，疫苗针对特定的毒株，
因此，当新的病毒菌株出现时，疫苗就无效了。早在 1945
年，在美国新兵身上进行的一次新疫苗的试验就证明了这
一点，该疫苗提供了很好的保护——一百名新兵中只有八
人接触病毒后感染。但 1947 年，在发生了一次显著的抗原
性漂移后，情况被逆转，一百名新兵接种同一种疫苗后，

[1] 永冻土是持续多年冻结的土石层。一般分为两层，上层夏季融化，冬季冻结，称为活动层；下层长年处于冻结状态，又称为永冻层。永冻土常见于北半球，几乎四分之一的北半球被永冻土所覆盖，包括 85% 的阿拉斯加、格陵兰岛、加拿大和西伯利亚。

只有九人躲过了感染。在某种程度上，这个问题可以通过在疫苗中联合不同的病毒毒株来解决。虽然疫苗中可以包含几种病毒毒株，同时不影响针对每种病毒的免疫反应，但要想这种大混合有效，就必须包含即将到来的冬季的菌株，这自然需要大量的预测工作。

第二个问题就是疫苗的生产很困难且成本高昂。即使是在今天，也必须在鸡蛋中艰难地培育病毒，纯化，再进行一系列有效性测试和安全性检测，之后才能投入使用。因此，生产疫苗需要数月时间，而且每一种疫苗只能包含三种毒株。

考虑到这些问题，世界卫生组织在 1947 年建立了全球计划。这就像是一个全球范围内的间谍网络，涉及 85 个国家的 110 个实验室，但是它又有别于真实的间谍活动，区别在于所有涉及的国家之间通力合作，互惠互利。每个国家都设有一个国家流感监测实验室，现今的流感预防仍然依赖这些实验室的监测活动。每个国家实验室都是一个信息网络的中心，信息网络的触角可辐射至农村地区，并将
100 信息反馈给中心。它们不间断地监测其所在地区传播的流感病毒毒株，识别新的毒株，并定期汇报给位于伦敦、亚特兰大和墨尔本的三个国际实验室中的一个。在英国，有关流感病毒的最新信息通过多种渠道从社区传入实验室：100 名指定的全科医生“侦察员”会报告所有疑似流感的

病例，学校医务人员会记录学生的患病情况，医院急诊病房会上报入院信息，人口普查和调查办公室则提供死亡登记信息。所有这些数据都由伦敦科林达尔的公共卫生实验室服务部门流感监测小组核对，并每周公布一次。

世界卫生组织目前与中国合作，希望能够及时发现新的有导致流行或大流行风险的流感病毒毒株，从而作为世界其他地方的早期预警系统。中国已经建立了十个专门致力于流感病毒分离的实验室，并拥有基础的前哨医生网络，以提供临床信息。在研究层面，农民、屠宰场工人以及他们的动物作为新毒株可能的来源，正受到监测。

每年 2 月，来自世界卫生组织的三个国际实验室的科
学家聚集在日内瓦，研究他们的数据，并就下一个冬季使
用的全球性疫苗中应包含的流感病毒毒株给出建议。建议
被采纳后，会用 6～8 个月的时间进行制备。每年 10 月，
新的疫苗分发给北半球的医生们，预防接种就开始了。英
国分发的疫苗大约是 650 万剂，这足以覆盖那些最容易感
染严重流感的人群，包括老年人和慢性病患者（尤其是心 101
肺疾病、糖尿病和肾衰竭患者）。这样可使流感的死亡率下
降一半。

想到这样大规模的监测项目一直在默默进行，真是令人在感到震惊的同时又很欣慰。但这真的能预防下一次大流行吗？中央公共卫生实验室的流感实验室的负责人玛丽

亚·赞邦博士认为，这是肯定的。[5]她以 H3N2 流感为例。1995 年 9 月，在中国发现的一批正在传播的 H3N2 的样本被送往亚特兰大和伦敦进行详细分型，并测试其对当前流行的“约翰内斯堡”毒株（也是 H3N2）的免疫保护水平。等到 1995 年 10 月，H3N2 传播到香港地区，一个月之后到达新加坡时，科学家们发现它已漂移到如此程度，其蛋白质序列与“约翰内斯堡”的蛋白质序列相差 4%。由此看来，大多数对“约翰内斯堡”病毒免疫的人也将对 H3N2 病毒有一定的免疫——这不至于引发大流行，但有可能发生流行。

1996 年，H3N2 病毒到达美国的东西海岸，并经挪威传入欧洲。同年 2 月，H3N2 病毒被建议纳入准备于 9 月分发的疫苗中。11 月，H3N2 病毒在英国被发现。尽管没有引发疫情，但这表明留给英国的准备时间多么短暂。理论上，一个国家距离起源地越远，其手头上的时间就越充裕，但是，正如我们在第一章的故事中看到的那样，如今，借由搭乘飞机的病毒培养皿“人类”，一种新的流感病毒可以在 24 小时内传播到世界上的任何一个国家。

2010 年会发生大流行吗?

102 流感大流行平均每 10～40 年发生一次，上一次发生于 1968 年，因此，不久后我们就将迎来下一次。

1997 年 5 月，一名患有急性呼吸道疾病、发着高烧的三岁男孩被送往中国香港地区的医院。几天后，他去世了，但在此之前，从他的呼吸道中分离出了侵袭他的病毒。这件事本不会引起注意，但是，香港卫生署的科学家们无法识别这一流感病毒毒株。他们将病毒株送往世界卫生组织的三个国际参考实验室，三个实验室均得出相同的结论，这是 H5N1——一种全新的感染人类的流感病毒毒株，但与同年早些时候杀死香港三个农场总计 4 500 只鸡的病毒毒株一致。在当时，H5 病毒还从未感染过人类。事实上，没有任何记录显示禽流感能够不经过中间宿主（猪）而直接感染人类。世界卫生组织派遣了专家小组前往香港协助调查，很快一切便归于平静。直到 12 月，香港一家市场突然发生了数百只鸡死亡的事件。H5N1 再次成为罪魁祸首，而在靠近大陆的一个农场中发现了更多被感染的鸡。这时，已经有 17 人感染了 H5N1，又有四人死亡。

“全世界面临杀手病毒”，报纸头条纷纷报道。随着当地居民越来越恐慌，同时游客数量急剧下降，香港政府决定采取行动。整个香港 200 个农场及 1 000 个贸易站点的 120 万只鸡在 24 小时内全部被宰杀。由于禁止从大陆进口鸡，香港缺少新鲜鸡肉来迎接即将到来的春节宴席，想必许多养鸡户、商贩和厨师会很生气。

103 这一迅速的行动是否阻止了一场危机？我们不知道，但它至少阻止了更多的鸡被感染，从而阻止了该病毒与其他禽流感病毒发生重配。虽然科学家们现在已经分析了它的基因，但关于这种新型流感病毒，还有许多不为人知之处。为何它对鸡如此致命（它杀死了实验室感染的 24 只禽类中的 23 只）？它是如何感染人类的？它会不会从一个人传给另一个人？香港地区的感染患者是否都是被鸡传染的？这一次，我们避免了一场流行或大流行，但是我们不能放松对病毒的监测。

脊髓灰质炎

在埃及第十八王朝（公元前 1580—前 1350 年）的一块墓碑上，有一幅图画精美地描绘了一个足下垂[1]的年轻男子，这可能是病毒感染的最早记录，向我们展示出麻痹型脊髓灰质炎是一种古老的疾病。然而，脊髓灰质炎直到 20 世纪才成为重大公共卫生问题，并且主要是在工业化国

[1] 足下垂，也称下垂足，是由肌无力和肌麻痹引起的难以将脚掌和脚趾抬离地面的体征，患者在行走时无法抬起脚而只能将脚拖在地上。足下垂通常只影响一只脚，可能是暂时的，也可能是永久性的。可导致足下垂的疾病包括腓骨后外侧颈外伤、中风、肌萎缩侧索硬化症、肌营养不良、脊髓灰质炎、多发性硬化症、脑瘫等。

家。在欧洲和北美洲，脊髓灰质炎流行在20世纪四五十年代达到顶峰，然后突然消失，与此同时，该病正在成为发展中国家的主要健康问题。尽管全球范围内消灭该病的努力已接近成功，但印度和巴基斯坦仍是高发地区。在不到一百年的时间里，人类生活方式的改变深深影响了病毒的生物学特征，使疾病模式发生了如此显著的变化。

脊髓灰质炎病毒类似于流感病毒，为了生存必须快速且持续地从一个宿主传播至另一个宿主。但是，尽管脊髓灰质炎病毒对于患者的影响是毁灭性的，它一直是相对罕

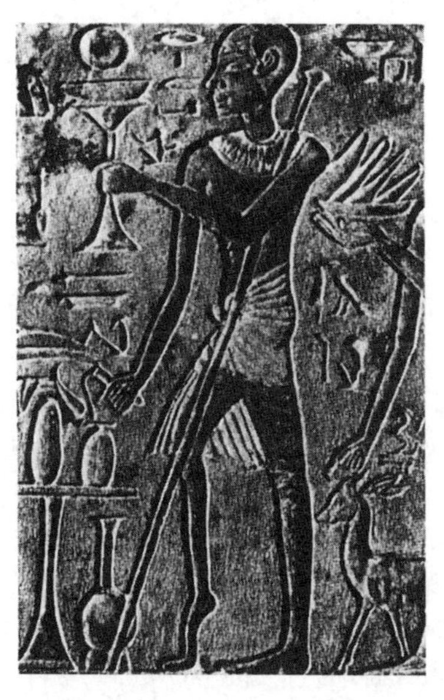

图3.2　一个患有足下垂的男孩，可能是由脊髓灰质炎导致的，来自埃及第十八王朝古墓。

见的疾病，从未发生流感那种规模的流行或大流行。

104 在20世纪50年代疫苗创制出来之前，脊髓灰质炎是一种非常可怕的疾病。它通常在夏季暴发，主要影响富裕家庭的孩子。该病起病时通常毫无征兆，当病毒在体内扩散时，表现为头痛、发热、呕吐以及颈强直。接着它开始攻击中枢神经系统的细胞（特别是脊髓），其对神经系统的破坏力极大，以致一个前一周还很健康的孩子，可能在下一周就会永久瘫痪。从一块肌肉的一部分，到几乎整个机
105 体，全身上下都有可能受到影响。假如，病毒攻击支配呼吸肌的神经，患者余生只能在铁肺[1]中过活。许多名人患过脊髓灰质炎，其中包括沃尔特·司各特爵士[2]，他虽然康复了，但落下了跛疾，还有富兰克林·罗斯福，他在四十岁时胸部以下永久性瘫痪。

脊髓灰质炎研究之路颇为坎坷，这很好地解释了从病毒的发现到疫苗的生产为何耗去了将近五十年时光。1908

---

[1] 从20世纪40年代后期到50年代，流行性脊髓灰质炎肆虐欧洲和北美洲等地。患者并发呼吸麻痹，按照习惯应用“铁肺”。铁肺是20世纪20年代发明的一种医疗装置，治疗脊髓灰质炎引起的呼吸肌麻痹。这种装置的外形如一个铁皮大桶，患者除头、颈之外，全身都密闭在这个容器中。铁肺通过改变内部压力，帮助肺部完成呼吸的过程。20世纪60年代，随着疫苗的发明、呼吸机的发展及新技术的使用，铁肺逐渐消失。

[2] 沃尔特·司各特爵士（1771—1832），苏格兰著名历史小说家及诗人。司各特18个月时不幸患上小儿麻痹症，导致终身腿残。

年，维也纳的卡尔·兰德斯泰纳和埃德温·波普尔从一名死于该病的九岁男孩的脊髓中提取了滤液，从中发现了脊髓灰质炎病毒，然后将其传染给两只恒河猴。其后，在1948年之前，几乎所有人类脊髓灰质炎的研究均以感染脊髓灰质炎的恒河猴作为模型。后来，美国波士顿儿童医院的约翰·恩德斯及其同事终于通过组织培养培育出了这种病毒，该成就为他们赢得了1954年的诺贝尔奖。

因为恒河猴非常昂贵，所以很少有机构能够支持脊髓灰质炎的研究，25年来，该领域一直由美国洛克菲勒医学研究所的一个小组主导，该小组由西蒙·弗莱克斯纳负责。猴子的感染全部是经鼻腔发生的，弗莱克斯纳便片面地坚称，这也是人类感染的自然途径。因为他认为脊髓灰质炎主要是一种中枢神经系统疾病，所以他推断，病毒是从鼻子进入人体，然后经鼻腔直接到达了大脑。在1937年美国脊髓灰质炎流行期间，他对此深信不疑，许多人被说服在自己的鼻腔内涂上一层硫酸锌以阻止感染——这既不舒服，也不美观，而且，唉，毫无用处。

1911年，24岁的卡尔·克林在斯德哥尔摩的细菌研究 106
所担任助理，当时瑞典正经历脊髓灰质炎流行。他发现脊髓灰质炎病毒不仅存在于患者的鼻腔里，还出现在他们的嘴巴以及肠壁和肠内容物中。更令人惊讶的是，他还在患者的健康的家庭成员的肠道中发现该病毒，甚至在其他健康公众的肠道中也有发现。他在1912年发表了这些发现，但并没有改变当时将脊髓灰质炎主要视为一种神经细胞感染的看法，他的发现被认为是错误的，完全被忽视了。直到26年后的1938年，美国耶鲁大学的医生约翰·保罗发现了同样的现象。在四分之一个世纪的时间里，脊髓灰质炎领域的研究一直都走在错的方向上，因为受到唯一能够负担得起动物模型的小组的影响——而事实证明，这种影响是具有误导性的。当这一“新”知识被采纳后，所有关于脊髓灰质炎的困惑都迎刃而解。

我们现在已经知道，脊髓灰质炎病毒是通过粪-口途径传播。病毒通过口腔进入机体，虽然不会引起胃肠炎，但会在小肠黏膜细胞中增殖。无论感染者有无症状，均可通过粪便排出大量病毒。脊髓灰质炎病毒的感染并不是像之前认为的那样罕见，而是很常见，但通常没有任何症状。麻痹是这种常见感染的异常表现。医生们已统计出，只有0.1%～1%的感染会导致麻痹，但原因不明。有了这方面的知识，感染的模式立即变得清晰明了。

脊髓灰质炎病毒可在水和下水道污水中存活数周，在卫生较差的拥挤环境中大量繁殖。因此，直到20世纪上半
107 叶，脊髓灰质炎病毒都是属于发展中国家和工业化国家较贫困地区的地方病。在这些地区，感染发生于生命的早期阶段，几乎所有孩子到五岁时都能够获得免疫。在这种情

况下，麻痹型脊髓灰质炎很少见，但在欧洲和美国较为富裕的社会，卫生条件较好，幼儿往往受到保护而免遭感染。在这些条件下，逐步产生了规模足够大的易感人群，流行条件普遍存在时，病毒就会在整个社区中传播。

但是，脊髓灰质炎流行与流感和麻疹的不同之处在于，其在地域上更为局限，而且影响相对少数的人群。例如，1954 年夏天，在美国康涅狄格州新迦南的一个富裕社区暴发了脊髓灰质炎，主要集中在一所幼儿园，所有的感染都发生在学校里的学龄孩子及其父母、家人和朋友中间。抗体研究表明，那年夏天该社区的几乎每个人都感染了这种病毒，但只有 16 名患者出现了麻痹型脊髓灰质炎。这种感染模式被恰当地称为“冰山现象”，因为大多数感染都检测不出，只有那些处于“冰山之巅”的人才会发展为麻痹症。在地理层面，卫生设施和个人卫生都遵循高标准，病毒无法通过正常的路径进行传播，因此这次感染没有蔓延至以幼儿园为中心的社区之外。另一次，在 1955 年美国有 12 万名儿童接种了脊髓灰质炎疫苗，该疫苗未完全灭活，因此仍然具有感染性。在尚未获得脊髓灰质炎病毒抗体的半数的儿童中，只有大约 1 000 人感染，600 人发展为麻痹型脊髓灰质炎。

20 世纪下半叶，发展中国家的感染模式从地方病转向
流行病，这是生活水平提高的必然结果。既已防止了幼儿 108

期的感染，便使易感人群在以后的人生中暴露在感染下，从而引起以前从未出现过的麻痹型脊髓灰质炎流行。

1955 年发明的疫苗对工业化国家的流行性脊髓灰质炎产生了巨大影响。在美国，麻痹型脊髓灰质炎的发病率立即下降了约 90%，从此前未接种疫苗时每年 20 000 例左右下降到 2 000～3 000 例。许多其他国家也同样有所下降，1998 年，世界卫生组织全球根除计划宣布到 2000 年消灭脊髓灰质炎的目标，并开始向全世界提供疫苗。1991 年，格陵兰、西欧以及大洋洲正式宣布无脊髓灰质炎，其后是美洲（1994 年）和中国（1995 年）。尽管在印度、巴基斯坦、俄罗斯、非洲以及中东和远东地区依然存在零星感染，但在未来十年内，脊髓灰质炎病毒有望与天花一样，成为逐渐远去的记忆。

普通感冒

在世界各地，感冒比其他任何病毒感染都更常见，大多数情况下是由鼻病毒引起。大多数人都会出现类似症状——流涕、眼睛浮肿流眼水，以及一般的鼻塞感——大约每年发生两次。因此，虽然鼻病毒感染看起来微不足道，但对经济却有很大影响，它是导致人们缺勤的最常见原因之一。尽管如此，几十年来对该病毒的研究依旧没有找到预防和治愈它的办法。

1930 年，纽约的阿方斯·多彻蒂和同事们利用一名处于感冒早期阶段的患者的鼻腔冲洗液的滤液，成功地将 109
感冒从人类传染给了黑猩猩。随后感染便在八只小黑猩猩的群体中传播开来。随后，他们又将感染传染给人类志愿者，此时很有可能分离出病毒。但他们此前声称的在培养皿中已培育出该病毒一事未能重现，也没有进一步的进展，直到伦敦的克里斯托弗·安德鲁斯爵士接下了这一挑战。1932 年，他在圣巴塞洛缪医院以一种小规模的方式开始了他的研究，招募医学生作为志愿者。（他说，这是因为他们相较于黑猩猩更低廉，也更容易“抓到”。）无论如何，在 1946 年，他决定投标一个完全隔离的地块。在威尔特郡荒凉的索尔兹伯里平原，他找到了自己一直在寻找的地方——美国人在 1941 年建成的一所医院。美国人最初建立此院是打算用来安置战时轰炸造成的流行病患者（他们认为一定会发生这样的情况），后来没有发生疫情，这里便被用作部队医院。战争结束后，美国人不再使用该建筑，于是慷慨地将其交出。

1946 年底，安德鲁斯开设了普通感冒研究中心。几十年里，一代又一代的志愿者在相当简陋的条件下居住十天，只有一点零用钱，以及 40% 的感冒概率。神奇的是，这里从不缺少应征者——总计有 11 000 名人类“小白鼠”参与了实验，包括度蜜月的夫妇，以及一些相当享受这种经历的人，享受到一次又一次地回来。最高记录是回访 15 次。

志愿者被安排两人一间，需遵守严格规定。周一抵达，隔离期持续到下一个周六（以便筛查已感染感冒者）。周二则是一系列令人兴奋的事，包括胸部 X 光检查、体格检查以及一次动员谈话。然后便安顿下来，每天护士长和医生
110 都会例行来访并记录症状。志愿者可以离开房间，但必须遵循“30 英尺规则”，即与另一个人保持 30 英尺的距离。在安德鲁斯的著作《追寻普通感冒》中，他叙述了违反规则的可怕后果：

> 在非常罕见的情况下，志愿者公然地反复忽视这些规则，例如异性成员彼此黏在一起。这时就有必要立即将他们遣送回家，没收零用钱，并将他们从实验中除名。[6]

如果到了周六时未患感冒，那么幸运的志愿者们就会躺下来，头向后仰，由一名穿着防护衣、戴着面罩的人将不明液体滴入他们的鼻子中。此后，每天检查纸巾就成为一个重要的程序。作为感冒的重要证据，这些用过的浸湿的物品须储存起来。

在研究中心附属的实验室中，人们正拼命地试图分离

出罪魁祸首的病毒。不知何故，它必须在体外才能生长，而既然其他病毒可以在鸡蛋中生长，那么这似乎是绝佳的开始。当这种方法失败之后，他们又尝试了其他的方法。1948 年在人类胚胎中成功地培育出脊髓灰质炎病毒之后，人们又对许多不同的胚胎组织进行了测试。这些胚胎组织在英国供不应求，于是他们转从瑞典（治疗性流产在那里更为普遍）空运过来。尽管做了这么多努力，结果还是不尽如人意。

由于在胚胎中培养病毒已吃了“闭门羹”，他们便将注意力转向了在动物身上培育病毒。他们随后尝试了能够感染流感病毒的蒙眼貂，以及当时常用的小型实验动物，如小鼠、大鼠、仓鼠、豚鼠、兔子，均未能成功。每当克里
斯托弗斯爵士听闻有动物感冒的报告，他就紧跟着开始研 111
究。他曾尝试去感染松鼠（包括灰松鼠和鼯鼠）、田鼠、刺猬、小猫、猪（之后成为工作人员的盘中餐——战后配给中很受欢迎的救济品），以及各种猴子和狒狒——但事实证明它们均具有抵抗性。卷尾猴（尤其是来自南美洲的卷尾猴）似乎在感染后会出现流眼水的症状，这让他们精神一振，直到他们意识到，这是这些动物的一种常见特征，它们也称“泣猴”。

研究中心早期试图调查病毒的传染性和传播的努力也遇到了麻烦。同一房间的两名志愿者很少发生交叉感染，

因此，克里斯托弗爵士得出结论，志愿者们对病毒的抵抗力太强，无法在实验中发挥作用。现在需要的是最近没有遭遇病毒侵袭的孤立社区。为此，1950 年夏天，他们前往苏格兰北部萨瑟兰郡海岸之外杳无人迹的罗恩岛（也称海豹岛）。这个岛屿已在 1938 年被当地居民废弃，他们翻修了房子，容纳了 12 名志愿者——10 名学生，以及被说服来照看这群学生的一名前警察和他的妻子。

实验小组在岛上连续度过了 10 个星期，到 9 月中旬，他们被分成三个小组，迎接索尔兹伯里研究中心刚感染感冒的六名患者的到来。研究者们采取了各种策略，试图弄明白病毒是如何传播的。第一小组的成员居住在六名患者待过几个小时的空房间里。接着，六名患者花了一些时间与第二小组的成员共处一室，中间用一条挂毯分隔开。最后，六名患者与第三小组成员同住同吃。实验结果至少是
112 令人失望的。用克里斯托弗爵士的话说，“令我们惊愕和沮丧的是，尽管我们岛上的成员有这么密切的接触，却无一人患病”。但他也补充道，整个项目只花费了 1 500 欧元，而且“超过 12 人从这次以科学为目的的冒险之旅中获得了巨大的乐趣”。[6]

20 世纪 50 年代，许多病毒被分离出来，一部分病毒在索尔兹伯里研究中心进行了检测，以确定是否可以引起感冒。其中一些可以表现出类似的症状，但与普通感冒

稍有不同。1953 年发现的腺病毒有 47 种可感染人类的亚型，部分可表现出类似感冒的症状，但其潜伏期更长、病情更重。同样，还有埃可病毒、柯萨奇病毒以及副流感病毒，[1] 它们都有多个亚型，能够使志愿者产生类似流感的症状。

直到 1957 年戴维·蒂勒尔加入研究中心，才有了突破性进展。他对病毒的培养条件做了一些细微但关键的改变，包括将保温箱的温度从体温（37℃）调低至 33℃（病毒在鼻腔中自然生长的温度）。最终，病毒被成功培养和传代培养出来，并在志愿者身上产生了感冒症状。1963 年，该病毒被正式命名为鼻病毒（rhinovirus），源自希腊语“rhis”（意为鼻子）。

现在我们知道，不仅有 100～150 种不同类型的鼻病毒，而且普通感冒也可以由几种其他病毒引起，后者的每一种都有多个病毒株或病毒亚型，所以实际上有几百种“感冒”病毒。

这就解释了早期在索尔兹伯里研究中心出现的自相矛

[1] 埃可病毒、柯萨奇病毒均为小 RNA 病毒科肠道病毒属的肠道病毒。两者的形态、生物学性状以及感染、免疫过程相似，主要通过粪–口途径传播，但也可经呼吸道或眼部黏膜感染。副流感病毒属于副黏病毒科的德国麻疹病毒属，可引起各年龄段人群的上呼吸道感染，并引起婴幼儿及儿童发生严重的呼吸道疾病，如小儿哮喘、细支气管炎和肺炎等。

盾的结果，因为他们研究的很可能是许多这些各不相同的
113 病毒。这同样解释了为什么没有针对鼻病毒的疫苗，以及
为什么我们会一次又一次地被其感染。

本章所描述的急性病毒感染充分证明了过去几十年里我们在对抗病毒方面所取得的巨大进步。疫苗接种确保我们不会再看到过去常常发生的诸多致死和致残的急性病毒感染的周期性流行，全世界的儿童都从中获益。但对于病毒，我们仍需做好迎接意外的准备，我们即将迎来一场流感流行，但是无人知晓它何时到来，我们的监测系统能否及时发现它，它将涉及哪种病毒株，或者目前的疫苗能否预防它。我们将再一次由病毒摆布。

不幸的是，并非所有的病毒都能被疫苗打败，在下一章，我们将探究一些更顽强的慢性及持续性病毒感染。

第四章　与爱情不同，疱疹是永恒的

安娜·格兰特是一名职场母亲。每天，早上十点至下午三点，她是一名秘书；其余的时间，她是一名家庭主妇和母亲。孩子上学期间，她在上班路上送三个孩子上学，下班路上接他们放学。学校放假时，由她的母亲照看孩子们。这些安排井然有序。安娜的母亲帕特·艾伦是一位身体健康、精力充沛的六十岁的寡妇，她喜欢照看孙儿们，也总是盼着孩子们放假，这样她就能和孩子们待在一起，度过一天中的大部分时间了。 115

现在正值暑期。一天下午，当安娜去母亲那儿接孩子们的时候，她注意到母亲的左侧脸颊上有一块地方红红的，便问母亲那是什么。帕特不知道，但她说这几天左侧脸颊有略微刺痛的感觉。帕特觉得无妨，便没在意。她像往常一样与孩子们吻别，然后准备出门会友。

第二天醒来，帕特惊讶地发现，自己左侧脸颊上半部

116 出现了好几块红斑。她对着镜子仔细观察，看清它们是一片片的小水泡。虽然还是刺痛，而且她的左眼也开始疼痛，但她仍然感觉状态不错，所以并不是特别担心。孩子们照旧早上到来，直到下午安娜询问起来，帕特才承认疹子正在扩散，现在还出现了较重的疼痛感。她的左眼格外疼，已经肿起来了。安娜吓坏了，劝母亲快去看医生。医生看了一眼，就诊断为带状疱疹。他说吃些药片就能把皮疹控制住了，开了阿昔洛韦和一些止痛药。他提醒她，皮疹可能需要一段时间才能消去，并建议她休息一阵子。由于帕特左眼患有结膜炎，医生让她到当地医院的眼科做检查。幸运的是，虽有疼痛，但没有出现并发症，皮疹也在逐渐消失。

安娜和孩子们即将开始他们的夏日假期了，于是她将孩子们这周接下来的时间做了其他安排，接着便动身去了海边。孩子们加入了一个全是同龄人的度假营，度过了两天美好的时光，但接下来，事情开始变糟了。第三天清晨，安娜的孩子们醒来时心情沮丧、无精打采。他们不想做任何事，而安娜只能尽全力说服他们去度假营。最后孩子们妥协了，但午餐时他们又回来了，抱怨着说自己头疼、喉咙痛，还流眼水。他们的脸色不太好，于是安娜测了体温，发现他们都发着高烧。安娜自己没什么不适，所以她怀疑孩子们是被度假营里的孩子传染了感冒。但到了次日，事

实证实她是错的——孩子们从头到脚布满了红点。她叫了
医生——医生诊断为水痘，而他们的假期也就此结束了。 117
两个星期之后，度假营里的大多数孩子也都患上了水痘。这是怎么发生的呢？

水痘（chickenpox，varicella）和带状疱疹（shingles，herpes zoster）均是由同一种疱疹病毒，即水痘-带状疱疹病毒（varicella zoster virus，VZV）引起的。VZV 第一次感染机体时会引发水痘，然后你就获得了免疫，从此不会再得水痘了，但是，病毒会一辈子潜伏在你的神经细胞里。偶尔，一般是在初次感染水痘的几十年后，潜伏在神经细胞里的病毒会被激活，随后感染神经支配的皮肤区域。这会导致局部的带状疱疹——最常见于脸部，如帕特那样。在帕特的案例中，病毒潜伏在三叉神经细胞中，如果它位于三叉神经的眼分支（眼神经），那么皮疹就会波及眼睛。支配胸部和腹部的皮肤神经从脊髓两侧伸出来，从左右两边绕至身体前面，在中央相遇，再握住彼此的手——就像来自背后的一个熊抱。所以，躯干上形成的带状疱疹也同样是环绕身体的一侧或另一侧呈带状分布，在躯体中间突然停止。“Shingles”和“zoster”这两个词意为“带子”，“herpes”一词源于希腊语，意为“蛇行”——推测都是描述皮疹分布的。挪威人甚至更加直白，他们用来指称带状疱疹的词意为疼痛，字面意思为“来自地狱的

玫瑰花带”。

带状疱疹的小水泡就像水痘的丘疹一样，里面充满了病毒，因此，患这两种疾病中任何一种的人对未曾得过水痘的人来说都具有高度传染性。但是，没有人会因水痘而感染带状疱疹，因为引起带状疱疹的病毒来自体内而非体外。

像 VZV 这样一辈子存在于体内的病毒被称为持续性病毒或潜伏性病毒。这些病毒与第三章所描述的急性病毒有
118 着相当不同的习性，急性病毒过的是游牧生活，不断地迁徙，寻找暂时的、易感染的宿主。为了有绝佳的机会传播给另一个宿主，急性病毒必须在初次感染与被免疫系统清除之间短短的 5～10 天里复制尽可能多的新病毒。持续性或潜伏性病毒的生活方式则截然不同。它们努力躲避机体的免疫系统，从而可以长期定居在一个人的身体中。因为它们无须依靠从一个易感宿主快速传播至另一个宿主来维持生存，所以可以在人烟稀少、人与人之间接触很少的地方生存。许多持续性病毒的流行发生于与世隔绝的偏远社区，例如与外界接触之前的南美洲热带雨林里的印第安人、巴布亚新几内亚的高地部落居民。

许多持续性病毒比人类更加古老。人类从灵长类祖先那里继承了这些病毒，病毒与宿主共同进化，实现了和平共处，这种共存状态如今很少被打破，引发重大疾病。因

此，帮助持续性病毒成功的特征之一是，在正常情况下，它们导致的感染不会危及生命。假如这些病毒杀死它们的长期宿主，结果只会适得其反，所以当它们初次感染宿主时，仅仅引起轻微的小病甚或完全不引起疾病，如此悄然潜入宿主体内，在神不知鬼不觉中扎下根来。

睡美人

像单纯疱疹病毒（HSV）和水痘-带状疱疹病毒（VZV）这样的病毒有两个独立的生命周期。一个周期称为潜伏感染，此时它们完全潜伏在细胞内。在另一个周期， 119
病毒会复制和传播，这被称为增殖性感染。病毒通过感染不同类型的组织——皮肤和神经——来完成这两个生命周期。在皮肤细胞中，HSV 和 VZV 可以生长与复制，而在神经细胞中，它们往往无法如此。这些病毒大部分时间都待在免疫攻击完全看不见的神经细胞中，没有被发现和被消灭的风险。

HSV 有两种类型：HSV-1 和 HSV-2。两者均通过直接接触传播：HSV-1 通过接吻传播，引起脸部的唇疱疹；HSV-2 则通过性接触传播，引起生殖器疱疹。HSV-1 首先通过皮肤表面一个不被注意的微小破损（通常在唇周）感染。然后，它会在局部皮肤细胞中生长，并引起常见的溃疡。该病毒持续感染更多的皮肤细胞，直至免疫反应前出手阻止这一切。但在这个生长阶段，病毒也会感染局部的神经纤维。通常，当这种病毒感染细胞时，它的遗传物质会直接进入相距仅有几微米的细胞核。但神经细胞的细胞核位于大脑和脊髓的灰质中，所以病毒还有很长的路要走。它沿着神经纤维以大约每小时十毫米的速度向中枢神经系统进发，当最终抵达细胞核时，它发现在这里无法进行正常的病毒复制周期，因为此处缺乏该过程所需的化学物质。但这并不意味着此次远游就是徒劳。像一粒沉睡在土壤里，正等待合适的条件将自己唤醒的种子那样，病毒也以一种惰性的形式居住下来。

与此同时，在皮肤那边，感染引起了免疫 T 细胞的注
意，后者聚兵而至，将其消灭。这对于 T 细胞而言只是举
手之劳，而后，疱疹痊愈，被人遗忘。为应对感染所产生
的抗体可保护机体免受 HSV-1 的再次袭击，但无论是免疫
120 T 细胞，还是抗体，都无法清除潜藏在神经细胞中的病毒。
由于神经细胞无法提供启动病毒复制所需的化学物质，感
121 染的生命周期便中止了，也不会有病毒蛋白质产生，后者
可以警示免疫系统病毒的存在。所以，病毒可以在宿主的
一生中完全不被发现。VZV 使用与 HSV 一样的策略来建
立潜伏性感染，但是，因为水痘的疱疹比唇疱疹分布更广，
也就会有更多的神经细胞携带潜伏的 VZV。

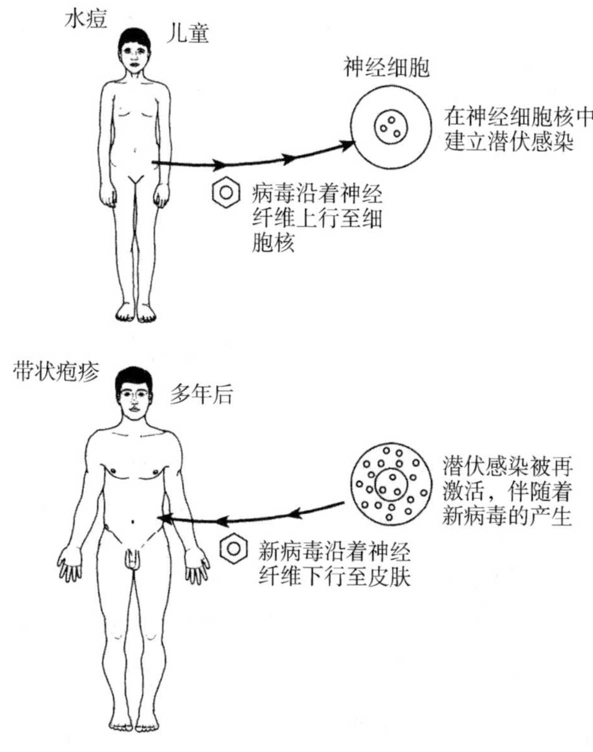

图 4.1　水痘-带状疱疹病毒的潜伏期和再激活。在水痘发病期间，病毒从感染的皮肤沿着神经纤维上行到达脊髓后根神经节的神经细胞中，并以潜伏的形式终身存在于此处。再激活时，病毒再度沿着神经纤维下行并引起带状疱疹。

要想成功实现潜伏性感染，病毒必须藏身在能够长期存活的细胞中。神经细胞就是理想的对象，因为它们不会分裂，不会衰老，也不会死亡——这是我们与生俱来，也必须满足我们一生之需的细胞。因此，病毒消失的概率极低，除非它潜藏在一个具有短暂生命周期的快速分裂细胞中。

但想要长期存活，病毒必须完成其生命周期，复制更多的病毒，使它们能够离开当前的宿主并感染下一个新的宿主。否则，病毒将与宿主一同死去。

再度苏醒

潜伏病毒的周期性活动被称为“再激活”，此时会有成千上万的新病毒产生。而在激活之间几个月或几年的沉默期则最大限度地增加了发现和感染新的易感人群的机会——亲近的朋友、伴侣，或家庭中即将出世的婴儿。这一策略非常成功，以至于几乎人人都携带 HSV 和 VZV。接近一半的成年人经常患唇疱疹，大多数人在一生中至少患过一次带状疱疹。本章开头所虚构的 VZV 再激活以及感染扩散的故事实际上非常常见。同样，就 HSV 而言，经典的传播途径是一个患有唇疱疹的成年人亲吻一名小孩后将病毒传给后者，然后这个小孩又通过吮吸玩具或者口水滴到玩具上，将病毒传染给与其分享玩具的其他小孩。

122 HSV 和 VZV 从潜伏中再激活的方式尚不清楚，但有一些常见的诱因。许多人都知道是什么引起了他们身上潜在的 HSV 再激活——发热、压力、感冒或月经期。紫外线也是常见的诱发因素，一些不走运的人每次去滑雪度假都会得唇疱疹。无论诱因是什么，病毒会突然在其蛰伏已久的神经细胞中开始生长。新的病毒沿着神经纤维下行，感染皮肤，引起新的唇疱疹（HSV-1）或带状疱疹（VZV）。每次再激活都会重复同样的过程，就 HSV 而言，每次都涉及相同的神经，所以同一个人的唇疱疹总是出现在同一位置。

尽管人们认为免疫系统完全看不见潜伏性感染，但免疫控制必定在阻止病毒再激活方面发挥了一定作用，因为伴有免疫缺陷（尤其是 T 细胞缺陷）的人往往好发 HSV 和 VZV。例如，在艾滋病患者身上，疱疹再激活会引起全身性皮肤感染，甚至侵袭大脑，引发致命的脑炎。虽然任何年龄段均可能出现带状疱疹，但它通常发生在免疫力衰退的老年人身上。艾滋病和癌症患者易反复患严重带状疱疹，有时同时累及多条神经。皮疹最常见于脸部，如果波及眼部，可能会导致失明。

捉迷藏

不像 HSV 和 VZV，大多数持续性病毒并没有完全独立的潜伏周期和生命复制周期。这两个周期可以发生在同
一个细胞中，但条件不同。这样，机体中总有某处的细胞 123
在产生病毒，因而潜伏期也不会停止。它们的存在会引起机体的注意，因此必须不断地躲避宿主的免疫力。

两种常见的病毒——巨细胞病毒（CMV）和人类乳头瘤病毒（HPV）——均选择分裂活跃但永远不会衰老和死亡的细胞作为它们的长期宿主。这些细胞叫作干细胞，在宿主的一生中不断地为宿主补充那些因衰老和损耗而丢失的细胞。CMV 和 HPV 的 DNA 着陆于这些细胞的细胞核中，并随同细胞的 DNA 一起复制。当病毒遗传物质的一份拷贝存留在干细胞中时，另一份拷贝则转移至注定将死去的“子”细胞中。

HPV 通过感染皮肤最底层的干细胞而导致疣。在皮肤底层成熟的皮肤细胞会向上移动，到达皮肤表面，在那里它们死去，成为不敏感的外表皮的一部分，最终脱落。HPV 潜伏在干细胞中，但子细胞一旦成熟，内在结构就会发生改变，从而为 HPV 的再激活和复制提供了必要的化学物质。因此，当一个被感染的成熟细胞到达皮肤外表面并即将脱落时，它所包含的成千上万的病毒已准备好，正等待着传播至其他人。

CMV 感染通常发生在生命的早期阶段，但并不引起疾病。这种病毒寻找的是那些将成熟为巨噬细胞的骨髓干细胞。巨噬细胞是一种血细胞，它在组织中巡逻，找出并清除任何外来或死亡的物质。因此，巨细胞病毒被输送至全身各处，在某些组织（尤其是肺）中，病毒会再激活。在免疫系统正常的人体内，感染细胞表面的病毒蛋白会向免疫系统发送信号，并快速被识别为外来物质。细胞还没来得及制造新病毒，就被免疫 T 细胞杀死了，因此不会引发 124 疾病。但在免疫缺陷的人体内，CMV 会在组织中传播，引起严重的甚至是致命的疾病。

肺部的 CMV 感染，即肺炎，是免疫系统受抑制的人经常会遇到的问题。骨髓或器官移植的接受者尤其如此，因为他们必须服药来抑制自己的免疫系统，防止移植的器官被排斥。CMV 肺炎尤其常见于接受了 CMV 阳性捐献者的器官移植的 CMV 阴性接受者，因为病毒很容易随移植的器官一同转移。CMV 感染会在移植后立刻发生，而此时患者体内的免疫抑制药物的剂量很高，若不经治疗，80%～90% 的病例将死亡。怀孕期间感染 CMV 也会引起问题。病毒可能通过胎盘感染正在发育的胎儿。如果感染发生在孕早期，那么它会导致发育中的大脑、肺以及肝脏发生严重异常——但幸运的是，这种情况非常罕见。

对于持续性病毒而言，躲避免疫识别是生存的关键，它们在建立和维持对宿主的控制方面表现出惊人的聪明才智。即使它们躲在细胞内，完全不被宿主察觉，它们也必须时不时地再激活，通过复制大量病毒以确保自己能够长期存活。于是，这些病毒进化出了各种各样的机制，通过破坏和抑制针对它们的免疫反应，尽可能地延长其复制周期。T 细胞是机体对抗病毒最有效的武器，所以这儿也是病毒们狠下功夫的地方。

所有哺乳动物都有能够杀死自身细胞的T细胞，因此
125 这些细胞必须得到小心的控制和约束。一种方法是确保T细胞能够区分自身蛋白和外来蛋白。每个细胞都可通过一系列复杂的反应将蛋白质分解为短小的名为“肽”的片段，并将其表达于细胞表面。如果T细胞将这些肽识别为自身的肽，那么细胞便可保持完整。但是，在一个被病毒感染的细胞中，病毒蛋白进入该过程，也被分解为肽。这些表达于细胞表面的病毒肽如旗帜般警示着T细胞：它们是外来蛋白，将杀死细胞。所以，如果病毒能阻止这种肽的表达，它们就有可能掩盖自己的存在。

将细胞中的蛋白质转化为肽或表达于细胞表面的过程涉及许多拥有不同功能的不同分子，病毒有可能会攻击任何一个关键点以中断整个过程。有趣的是，一些完全不相关的病毒进化出了非常相似的机制，用于破坏这些过程。蛋白质首先必须被酶切割成肽，酶的作用就类似于分子做的锯条；而一种我们熟知的疱疹病毒——EB病毒——能够非常有效地阻止其发生。这种病毒只需一种蛋白质，即可帮助自己继续潜伏在宿主细胞内。这是一种不寻常的蛋白质，细胞内的酶无法将其分解为T细胞可识别的大小的肽，机体内携带这种EB病毒的细胞不会被发现，因为它们只表达这种蛋白质。

这个过程的下一步涉及一种特殊的转运分子（名为TAP），它护送肽到内质网；内质网是一个专门用来组装分子的隔间，组装好的将运送至细胞表面。在这里，每一个肽都附着在一个载体分子上，随其一起到达并固定在细胞表面，等待着被 T 细胞识别出来，遭到致命一击。单纯疱疹病毒通过制造一种结合 TAP 并使之失活的蛋白质来欺瞒细胞。这可以阻止疱疹病毒产生的肽进入内质网并被转运 126
至细胞表面，由此，新的病毒就能在细胞内生产出来，而不被 T 细胞免疫识别到。

CMV 会制造两种蛋白质，以某种方式诱导细胞使用自己的酶将自己的分子切碎，而通常情况下，这些分子原本是要携带病毒肽从内质网到达细胞表面的。目前还不清楚这一过程是如何进行的，但在被 CMV 感染的细胞中，新生成的载体蛋白会在不到一分钟的时间内被降解，因此很少有 CMV 肽能抵达细胞表面。

这仅仅是最近发现的许多病毒的生存策略的冰山一角；毫无疑问，还有更多我们不了解的策略。然而，尽管每一种病毒似乎都能对免疫系统的攻击进行绝对有效的反击，但共同进化也确保大多数持续性病毒在成功复制与免疫识别之间建立了一种平衡。这种平衡在不同病毒那里有着微小的区别，因此有些病毒会比其他病毒更容易在机体中找到，但通常病毒感染会既保持自己的生存，又不给宿主带来麻烦。例外的是 HIV，可能是因为刚刚开始感染人类，所以它还未建立起这种终生平衡，反而杀死了大多数感染者。

一次转弯

HIV 之所以被称作逆转录病毒，是因为它们独特的
生存策略。它们的遗传信息由 RNA 携带，然而，除 RNA
病毒以外，所有生物的遗传密码都是由 DNA 携带的，而
DNA 只能翻译成 RNA，作为从单个基因制造蛋白质的前
127 奏。与 RNA 一起，逆转录病毒颗粒还携带一种名为逆转录
酶（RT）的酶。一旦进入细胞，这种独特的酶可以逆转正
常的 DNA → RNA 的转录过程，将其变成病毒 RNA 转录
为 DNA。这一病毒 DNA 随后整合到宿主细胞自身的 DNA
中，此后，它就被细胞视为自身的一部分了。

逆转录病毒一旦进入宿主细胞就会施展这些诡计，而
当它们整合到宿主的 DNA 中，它们就会潜伏在细胞的整个
128 生命周期中。如果细胞发生分裂，病毒的 DNA 也会自动
随之复制。病毒无须表达自己的任何蛋白质，所以不会引
起细胞的免疫攻击。尽管 HIV 是在 1983 年才被发现（因
为它导致了艾滋病），但这种逆转录病毒已得到了相当深入
的研究，我们对它的了解比其他任何病毒都要多。

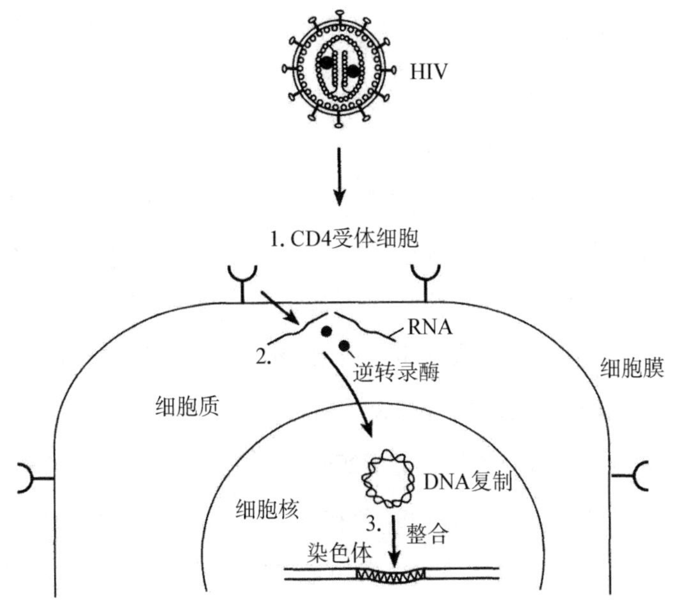

图 4.2 人类免疫缺陷病毒感染 CD4 T 细胞。感染过程：（1）人类免疫缺陷病毒附着于 CD4 T 细胞表面。（2）病毒 RNA 被释放入细胞质，由细胞质中的逆转录酶转化为 DNA。（3）然后，病毒 DNA 整合到细胞的染色体，并作为一种潜伏感染存在于细胞的整个生命周期。

名与利

就像其他任何科学领域一样，艾滋病领域也存在很多争议，关于谁发现了艾滋病的激烈争论就是一个例子。1983 年，工作于巴黎巴斯德研究所的吕克·蒙塔尼耶实验室的法国科学家弗朗索瓦丝·巴尔-西诺西首次分离出 HIV（她称其为“淋巴腺病相关病毒”）。[1] 蒙塔尼耶没有多想，就将病毒样本送至美国著名逆转录病毒学家罗伯特·加洛

（任职于美国马里兰州贝塞斯达国立卫生研究所）那里，进行进一步的合作研究。

1984年，加洛团队发表了一篇科学论文，明确地说他们自己分离出了人类免疫缺陷病毒（称作HTLV III），而且他们已成功地在实验室中培育出足够多的这种病毒，用于开发一种HIV感染的血液检测方法，证明HIV感染可导致艾滋病。[2]但当法国团队与美国团队公布各自的HIV基因序列时，两者过于相似，很明显，他们分离出的实际上是同一种病毒。据称，加洛实际上“剽窃”了1983年法国寄给他的病毒，并于1984年在论文中将其作为一种新的分离病毒公之于众。随之而来的是一场引发全世界关注的关于诊断性血液测试的权利之争。其中牵涉的经济与名誉方面的利害关系如此之大，使争议上升到了国家层面。最后，
129 时任美国总统罗纳德·里根和法国总理雅克·希拉克达成一致，由两位科学家共享荣誉，两国平分特许权使用费，事情才算最终解决。

事态就这样平稳下来，直到1989年，有传言称诺贝尔奖将颁发给HIV的发现者。《芝加哥论坛报》记者约翰·克鲁森以一篇专题报道将争论再次搬上台面：《伟大的艾滋病探索——显微镜下的科学》。[3]这篇报道称，加洛使用了法国的病毒来开发自己的艾滋病检测，而加洛直到1991年才承认这一事实。经过漫长的调查，美国团队的幕

后交易以及掩盖行为浮出水面，堪称最佳剧集。掌管美国政府伦理署的国会议员约翰·丁格尔，美国国立卫生研究所负责人伯娜丁·希利，以及调查小组成员之间也发生了争执和分歧。在一连串泄密、指控、索赔和反索赔中，坎坷的调查终于在 1992 年得出了最终结论。

在一份泄露的文件中，虽然加洛受到指责：“自私的行为”反映出其“对公认的专业与科学伦理标准的漠视”，但他并没有因科学上的不端行为而被判有罪。无论如何，这份文件的结论是，加洛团队存在不当行为。[4] 而报纸纷纷以头条报道，如《调查结果显示艾滋病论文中存在数据造假》，[5] 将矛头指向当了加洛十年助理的米库拉斯·波波维奇，他被指控缺少对真相和准确性的尊重。几年后，科学求实办公室又撤销了这些指控，在某种程度上等于宣布加洛和波波维奇无罪。无论这一事件背后的事实是什么，这无疑展示了当今的科学家所面临的诸多问题中的一个。获得结果并在第一时间公布结果的压力，只会让未来出现更多这样的案例。

无情的传播

大多数初次感染 HIV 的人会出现类似流感的轻微症 130
状，偶尔也会出现发热和腺体肿大等类似腺热的严重症状。在这一阶段，血液中 HIV 的载量非常高，病毒通过 CD4 T 细胞传播至全身，甚至潜伏在大脑中。2～3 周后，免疫系统发挥作用，感染得到控制，患者恢复健康，这种健康状态平均可维持十年。不过，潜伏的病毒无法被清除，因为它们已整合到被感染的细胞的 DNA 中，每当这些细胞分裂时，病毒都在默默地复制。

为了能在人与人之间传播，病毒必须复制新的病毒，但当这种情况发生时，被感染的 CD4 T 细胞就会生成 HIV 蛋白质并招致免疫攻击。一开始，抗体以及杀伤性 T 细胞可以控制 HIV 在人体内的传播。可是这种病毒善于通过突变来逃避免疫机制。每次病毒复制都会抛出突变体，其中的一部分无法被杀伤性 T 细胞识别出来。然后，自然选择占了上风，由于突变体相比 T 细胞仍能识别出来的非突变体更具选择性优势，它们会大量繁殖，直到免疫系统赶上并遏止它们。但新的突变体不断地出现，这一过程周而复始。因为被病毒感染和破坏的 CD4 T 细胞是启动 B 细胞产生抗体，杀伤性 T 细胞杀死被突变病毒感染的细胞所必需的细胞，所以机体会陷入一个恶性循环。最终，CD4 T 细胞的供应耗竭，致使免疫缺陷突变病毒泛滥。

在潜伏期的大多数时间里，血液中被感染的 CD4 细胞
131 的数量相对较少。不过，血液并非病毒的家园，而是病毒从一个地方赶去另一个地方的高速公路。通过观察血液推断出的感染情况并不总能准确地反映身体其他部位的情况。HIV 的工厂位于淋巴腺，从感染初期开始，这里每天大约

生成 1 000 亿（10^{11}）新病毒——惊人的数目。[6]CD4 T 细胞通常聚集在淋巴腺中，与该处的其他细胞相互作用，获取并传递那些对免疫网络平稳运行来说至关重要的信息。这些其他细胞当中，有一部分（如巨噬细胞和树突状细胞）的表面也表达 CD4 分子，因而也可被 HIV 感染。一旦这一情况发生，它们就成了 HIV 的储存库，将病毒传播给它们接触到的任何 CD4 细胞，进一步扩大了感染的范围。不管怎样，HIV 每天破坏大约 10 亿～20 亿（10^{9}）CD4 细胞——约占人体淋巴细胞总数的 30%。[6]起初，这种损失可通过骨髓再生新的细胞来得到弥补，但最终会陷入供不应求的境地。

这种情形常被比作一个水槽，水从水龙头流入，再通过排水管流出。只要流入的来自骨髓的新的 CD4 细胞持平于被 HIV 杀死的流出的细胞，则能保持正常水平。但是，一旦骨髓耗尽，流出的细胞超过了流入的细胞，那么 CD4 细胞数量就会下降，随之出现免疫缺陷。由于每天都在大量流失对免疫功能至关重要的细胞，需如此之久（平均为 10 年）的时间才能造成免疫缺陷以及艾滋病，不可谓不令人震惊。

死神

正如我们所见，HIV 感染期间，CD4 细胞被大量消

132 灭，增援的细胞也被感染和破坏，最终导致损失无法弥补。然后，CD4 T 细胞数量开始稳步下降。正常情况下，每微升血液中含有 1 200 个 CD4 T 细胞，这个数值降至 500 左右也不会造成任何有害影响。但是，这些细胞在机体抵御感染方面起到核心作用，当其数量降至极低水平 200 时，情况开始变糟了。机会性感染（之所以如此称呼，是因为它们喜欢乘虚而入）开始出现，感染的最后阶段——艾滋病——开始了。这些机会性感染主要是由病人自身的微生物引起的（在正常情况下它们是无害的），最终导致病人死亡。

因此，最终导致艾滋病患者死亡的并不总是 HIV，而是与之共存很久的持续性病毒、细菌和真菌。而且，由于每个人体内的微生物的种类和水平都不同，HIV 导致的死亡形式也是不同的。艾滋病的临床表现从地理上来看也有差异，例如，在非洲常见的微生物异于西方常见的微生物，这就会导致不同。由于免疫系统失灵，这些微生物不再受到平时的严格控制，便开始造成破坏。我们熟知的感染会出现夸张、怪异的全新症状，人体的每一个系统爆发出各自独特的问题。

艾滋病最常见的表现之一是消耗性疾病，尤其是在非洲，那里的人称该病为“瘦病”。引发因素有很多：由单纯疱疹病毒或真菌感染（如鹅口疮）引起的口腔和食道溃疡导致咀嚼和吞咽食物疼痛又困难；由一系列微生物（如贾第鞭毛虫、隐孢子虫[1]、内阿米巴、志贺氏菌、沙门氏菌、巨细胞病毒和结核杆菌）引发慢性顽固性腹泻。任何像结核病这样的全身感染都可能导致严重的体重下降，甚至，为了控制感染而长期使用抗菌治疗，也可能会扰乱肠道内 133
正常的菌群平衡。

大多数艾滋病患者都会表现出大脑功能障碍的迹象，包括头痛、记忆缺失、不稳定和震颤、性格和行为改变，以及急性精神病、癫痫、瘫痪，最终丧失意识。HIV 本身可感染大脑进而引发这些症状，但其他微生物，如巨细胞病毒、单纯疱疹病毒、弓形虫和隐球菌，都可能参与其中。EB 病毒可以导致脑部肿瘤，巨细胞病毒感染视网膜是导致失明的常见原因。

肺炎是另一种常见的终末期疾病，会引发持续的、令人痛苦的咳嗽、气短、痰血和胸痛。罪魁祸首的微生物通常只是无害的普通细菌，但肺结核和肺囊虫也有份儿。最后，艾滋病患者中常见由病毒引起的癌症，称作“机会性肿瘤”，下一章将详细讨论。

---

[1] 隐孢子虫，体积微小的球虫类寄生虫，广泛存在于多种脊椎动物中。主要寄生于小肠上皮细胞，可引起宿主小肠黏膜受损，影响肠道吸收功能，特别是使脂肪和糖类的吸收明显下降，导致患者严重而持久的腹泻，大量水及电解质从肠道丢失。

大多数医护人员、科学家、HIV 阳性感染者以及公众都一致认为，这些可怕的后果是由 HIV 造成的。但是，以逆转录病毒学家彼得·迪斯贝格博士为首的一小群科学家们一直坚信 HIV 不会导致艾滋病。尽管他们承认 HIV 与艾滋病的存在，但他们认为 HIV 是一种无害的病毒，它与艾滋病之间的联系是虚构的。迪斯贝格认为，这是一个关于艾滋病起因的阴谋论。他说，科学家们希望定罪于一种无辜的病毒，这是绝望的病毒学家为了站稳脚跟而编造出来的。他对此深信不疑，并在 1996 年撰写了一本七百页的著作——《发明艾滋病病毒》。

一个危险的消息

134 迪斯贝格声称，HIV 就像麻疹和流感一样，会引起急性感染，激发免疫反应，而后被从体内清除，并留下抗体，保护机体免受更多的感染。他承认，有时体内会残留少量的病毒，但他认为其含量很低，不足以引发疾病。他指出，HIV 阳性者的数量要远多于艾滋病患者，由此可得出结论，HIV 与艾滋病之所以被认为存在关联，是因为它们针对的是同一风险群体，但 HIV 感染比艾滋病更加常见。

迪斯贝格还认为，从感染 HIV 到艾滋病发作的间隔时间太长（平均需要十年），因此两者不可能有关联。他说，疾病通常会在病毒进入人体后的几天或几周内发生。他认为，由于所有的病毒均在 8～48 小时内复制，而且感染的细胞每次复制产生 100～1 000 个病毒，所以，1～2 周内就会产生大约 100 万亿（10^{14}）个病毒。这足以感染机体的每一个细胞，因而一定会引发疾病。他说，为了解释这个问题，科学家们虚构了从感染到发病之间数月或数年的"潜伏期"，以及与此相应的"慢病毒"的概念。他总结道："没有慢病毒，只有迟钝的病毒学家。"[7]

迪斯贝格对于艾滋病的病因另有高见。他说："性已存在三十亿年，非任何群体所特有，实难作为一种新疾病的合理原因。"他认为，在西方，最常见的健康风险因素是毒品。当 1981 年美国报告了首例艾滋病时，"砰砰潮"正在同性恋群体中风靡。"砰砰"是一系列娱乐性药物，例如作为吸入性催情剂使用的亚硝酸异戊酯和亚硝酸丁酯。[1] 这些药物不仅具有毒性，还能提高性快感，而在迪斯贝格看来，长期使用这些药物会引发免疫缺陷。他说，海洛因是

[1] "砰砰"（Poppers），因安剖瓶断裂时发出的声音得名，最初用于治疗心绞痛。20 世纪中期，这类药物作为非处方药，由于能松弛平滑肌，尤其是肛门括约肌，通过吸入提高性交的快感，因此迅速在同性恋群体中流行。目前证明其危险性的证据还较少，但亚硝酸盐和亚硝酸酯会导致血管舒张、短暂性的低血压、头晕、脸红，同时伴有反射性的心动过速。亚硝酸盐会导致高铁血红蛋白症。亚硝酸盐和亚硝酸酯合用于增强勃起功能的药物时非常危险，这种合并应用可以导致严重的低血压甚至死亡。

135 另一种具有艾滋病风险的药物，用于治疗男同性恋和静脉注射吸毒者易患感染的抗生素也是如此。迪斯贝格总结道："显然……与潜伏性的、不具备生化活性、一千个 T 细胞中只存在一个的病毒相比，使用改变心智的药物更容易引发艾滋病。"

至于输血以及与凝血因子 VIII 相关的艾滋病（我们中的大多数人都相信这证明了艾滋病和 HIV 之间的关联性），迪斯贝格指出，接受输血的人本身就不是体格健康的，他还引用了统计数据，即半数输血接受者在第一次输血后一年内死亡。他宣称，血液是一种外来物质，会加重原本就紧张的免疫系统的负担。

迪斯贝格甚至否认了非洲艾滋病流行的事实。他称其为"非洲艾滋病流行的迷思"，并坚持认为（尽管证据恰恰相反），HIV 已无害地感染了非洲人几个世纪之久，一直都在从母亲传给孩子，但平安无事。这就解释了为何那里的男性和女性有一样的患病率，以及为何如此之多的非洲人拥有对艾滋病的抗体。他说，非洲人一直死于其常见死因——肺结核和营养不良引发的瘦病——但现在因为有了 HIV 检测，若检测结果为阳性，人们就归咎于艾滋病。他总结道，"无论何种原因造成第三世界人口的早逝，在非洲都不是什么新鲜事"。

迪斯贝格的观点自有其说服力，但也很轻率；他的文字是雄辩的，也是误导性的，如果说他所说的有一定道理，那也仅仅是因为我们的知识还不完整。HIV 是一种新的病毒，艾滋病是一种新的、复杂的综合征，关于这两者，我们还有许多尚未了解的东西。但这并不意味着我们就要放弃我们所掌握的关于两者确切相关的明确证据。

幸运的是，最近，高效抗逆转录病毒治疗（HAART） 136
（见第 226 页）的成功终于使迪斯贝格失去了他的支持者，但是在其盛名之时，他特立独行的观点得到了英国部分媒体人士的拥护，尤其是《星期日泰晤士报》的前编辑安德鲁·尼尔。他们不仅给安全性行为运动带来不利影响，还引发了英国逆转录病毒学家罗宾·韦斯所说的“否认理论”。[8]HIV 阳性患者及其家人在努力接受噩耗的同时，非常愿意相信他们听到的宣传——该病毒无害。感染者通常没什么不舒服，因此可能拒绝接受唯一有利于他们的治疗，甚至拒绝采取必要的预防措施以防止将这一致命病毒传染给他人。

明显的证据

你可能会认为，如今无须再去理会迪斯贝格的事了。然而，直至今天，非洲部分地区的政府官员仍在利用他的观点来逃避自己的职责。为了说明这一点，我们在这里简要地概述反对观点。在 HIV 流行的早期，HIV 血液检测一经投入使用，美国和英国就开始了对高危感染人群的研究。这一阶段的感染率很高，可以比较具有相同风险因素的感染者与未感染者。对男性同性恋的研究表明，只有那些感染 HIV 的人才会在之后发展为艾滋病。对 HIV 阳性的母亲所生的婴儿的类似后续研究发现，四分之一的婴儿感染了病毒，也仅有这四分之一最终罹患艾滋病。

1980 年之前，乌干达几乎没有 HIV，但到了 1990 年，该国已处于非洲艾滋病流行的最前线。1990—1996 年的流
137 行病学研究显示，HIV 的流行率为 8%。目前，在 13～44 岁的人群中，HIV 阳性者在未来两年内死亡的可能性是阴性者的 60 倍，而且 HIV 会导致出生时的预期寿命从 59 岁降至 43 岁。这些结果清楚地表明，在非洲，HIV 同样是一种引起艾滋病的致命感染。

首先，需要回答的一个重要问题是：艾滋病是由意外感染 HIV 引起的吗？因为这涉及非高危人群，所以这个问题的回答将一锤定音地证实或推翻 HIV 与艾滋病之间的联系。两项研究显示，该问题的答案是肯定的。第一，数千名血友病患者不幸意外感染了 HIV，起因是在危险被意识到之前，他们使用了受污染的凝血因子 VIII。在英国，由于有完备的血友病患者登记册，追踪使用过污染凝血因子 VIII 的患者相对容易。感染自 1979 年从美国进口了被 HIV 污染的凝血因子 VIII 开始，在 1986 年污染被发现同

时中止进口之际结束。当时居住在英国的 6 278 名血友病患者中有 1 227 名感染了 HIV。直到 1984 年，严重血友病患者的死亡率始终稳定在每年 8‰ 左右。这一比例在 HIV 阴性的血友病患者中保持不变，但是在 HIV 阳性的血友病患者中，死亡率翻了 10 倍，到了 1991—1992 年，达到了 81‰；其中大多数是艾滋病相关的死亡。[9]

其次，全世界有 3 000 名医护人员意外地接触了 HIV，其中有 92 人显示 HIV 阳性，并有许多人已死于艾滋病。[10] 马隆·约翰逊就是一个很好的例子。他是美国田纳西州范德比尔特大学的病理学家，专攻脑疾病，他是一位 HIV 阳性患者。在他的著作《创造奇迹》中，他详述了自己如 138
何感染了 HIV，以及随后他又是如何努力与体内病毒抗争的。[11] 这本书值得一读。

1992 年 9 月，某一天晚上八点，约翰逊仍在显微镜前加班加点地工作，电话铃响了。一位同事告诉他，一名艾滋病患者刚刚去世，于是约翰逊决定立即进行尸检。如往常一样，他采取了所有正确的预防措施，保护性的带帽防护服、口罩和面罩、护臂和一对橡胶手套；但这些仍不够。在一整套致命武器——锯子、手术刀、剪刀、钳子——的包围下，他着手切除死者的大脑。在锯开颅骨之前，他要先剥去头皮，就在此时，他那把血淋淋的手术刀滑了一下，深深地切进了他的拇指。再一次，他遵循了当时的所有规定——彻底清洗，挤压出血，以及消毒。次日，他到诊所报到，并登记接受常规血液检测，但结果就是：他感染了HIV。从那时起，他的生活就变成了一场与体内病毒的长期斗争。约翰逊竭尽全力与病毒抗争，至1996年完成此书时，他还很健康，正在接受高效抗逆转录病毒治疗。他一定被迪斯贝格和他的拥趸们激怒了。

传染性海绵状脑病

第二章中已讲过传染性海绵状脑病（牛海绵状脑病、克雅氏病、库鲁病）的流行，在这里我们要问的是，引起传染性海绵状脑病的原因是什么？简单地回答，我们仍不知道，但不管怎样，致病原因是微观的、具有传染性的，而且尚未被归类的。经过几十年的研究，还没有发现类似病毒的颗粒，能够用来解释传染性海绵状脑病的原因。尽
139 管如此，仍存一线希望，我们会找到一种非常规类型的病毒。毕竟，还没发现证据并不一定意味着永远找不到证据。

羊瘙痒病是研究得最充分的传染性海绵状脑病，部分原因是它在经济上的重要性，同时也是因为它可感染老鼠和仓鼠。将感染羊瘙痒病的绵羊大脑提取液注入小鼠体内之后，一种神秘的病原体会沿着血液到达淋巴腺和脾脏，并在那里繁殖。然后它进入大脑（可能通过血液），并在那

儿引发致命的大脑退行性改变。

20世纪30年代，人们发现羊瘙痒病具有传染性，1954年，人们创造了“慢性病毒”一词来描述其病原体。但到目前为止，还未发现与此疾病相关的遗传物质，而且这些所谓的病毒显示出一些非常特殊的特性。它们能抵抗高温以及会使普通病毒的遗传物质失去活性的辐射，而且它们不会激发机体免疫系统的任何反应——没有典型的炎症，没有抗体，也没有杀伤性T细胞。

直到最近，科学家们对于羊瘙痒病病原体的本质仍持有两种截然相反的观点。主要以苏格兰的科学团队为首的一些人执着于生物学原理，坚持认为其病原体涉及的一定是带有传统遗传物质的病毒或类病毒，并且用实验证据支持了他们的理论。通过将羊瘙痒病病原体传给几代老鼠，他们制出了超过二十种不同的病原体毒株，但每一种毒株都能够传染更多的老鼠。这意味着每一种毒株都从其母代遗传了自己独特的特性，苏格兰团队认为，要做到这一点，病原体必须含有某种具有遗传性的遗传物质。另一种观点则来自加利福尼亚州，以斯坦利·普鲁西纳教授为首，他们认为瘙痒病病原 140
体只不过是一种传染性蛋白质——朊粒（PrP）。

普鲁西纳于1982年在无确凿证据支持的情况下提出了革命性的朊粒理论，这打破了所有公认的生物学和遗传学法则。但它的确解释了为什么在感染动物的大脑中没能找到任何病毒的遗传物质，并且考虑到了病原体非同寻常的物理特性。他所说的蛋白物质是指在患病动物大脑中发现的羊瘙痒病相关纤维，他现在将其命名为朊蛋白。

为了反驳朊粒的说法，苏格兰团队创造了假想的“病毒粒子”——一种包裹在由宿主蛋白形成的保护性外壳中的具有自我复制能力的遗传物质分子。它包含必需的遗传因子，并受到正常宿主蛋白的保护，免受热、辐射以及免疫的攻击。

很快，普鲁西纳找到了 PrP 基因，结果显示，PrP 基因与苏格兰团队之前发现的导致羊瘙痒病的易感基因相同。接着，他们发现，朊粒［现在被称作细胞朊蛋白，即 PrP（c）］存在于健康的和患病的动物体内的所有组织的每个细胞中。因此，PrP 是一种正常的宿主蛋白，尽管其功能依旧成谜。在羊瘙痒病患者的大脑中有一种异常形式的 PrP（c），称作羊瘙痒病朊蛋白［PrP（sc）］。在普鲁西纳的实验中，不携带 PrP（c）基因的小鼠在感染后不会患上羊瘙痒病，而携带人类 PrP（c）基因的小鼠则会患上羊瘙痒病。

原理是，从 PrP（c）到 PrP（sc）的变化改变了 PrP 的分子构象，从而改变了其物理化学性质。PrP（sc）相比
142 PrP（c）不易溶解且无法被细胞酶消化。因此，它们不能被分解和去除，而是作为羊瘙痒病相关纤维沉积于大脑中，

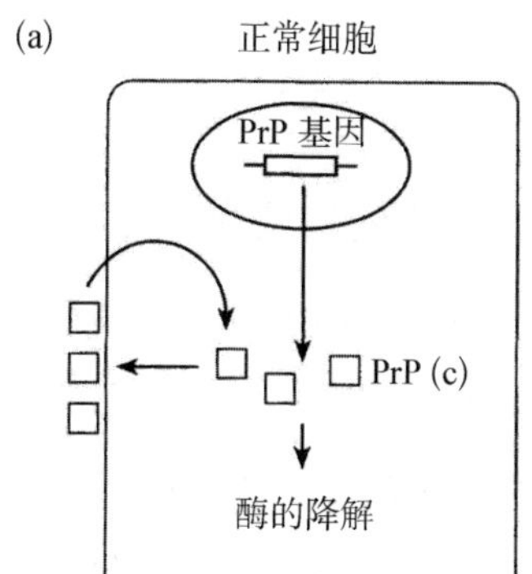

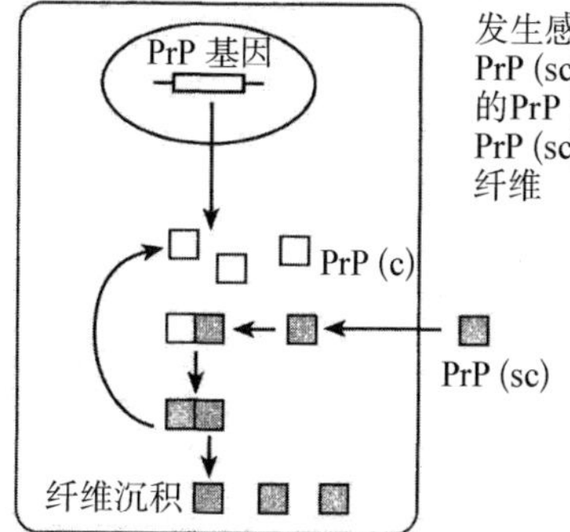

图 4.3　羊瘙痒病朊蛋白——PrP（sc）的增殖。（a）PrP（c）是正常细胞自然降解的组成成分。（b）PrP（sc）是一种能够将 PrP（c）转化为更多的 PrP（sc）的突变感染模式，并以羊瘙痒病相关纤维（SAF）的形式沉积而引发大脑退行性改变。

破坏组织。但是，PrP（sc）最可怕的特性在于，它能够与大脑中的正常 PrP（c）结合，并转化为 PrP（sc）。这形成了 PrP（sc）分子自我复制的连锁反应。如果这是真的，那么单单这件事就重新界定了生物学——该病制造了一种可复制的蛋白质作为病原体。

现在，美国的独立科学家已在实验室中证实了上述 PrP（sc）特性中的一部分，他们的实验甚至表明，PrP 基因的突变可以复制类似菌株的差异，该差异被苏格兰工作者归因于病毒粒子遗传学。随着越来越多的证据支持朊粒理论，理论现在看来是无可置疑的了，为了表彰其突破性研究，1997 年诺贝尔奖授予普鲁西纳。然而，仅凭实验室证据并不能证明 PrP（sc）引起羊瘙痒病。即使是现在，仍存在微乎其微的可能性，即一些外来的遗传物质潜伏在这种异常蛋白质内部，受到其保护。

这是病毒医生吗?

病毒经常成为替罪羊，特别是在那些不明原因的疾病中。病毒被认为是多种疾病的元凶，如多发性硬化、心脏疾病和糖尿病。为各种疾病寻找各自的特定病毒的努力都被证明是徒劳的，但是仍有许多有争议的理论，其中大多数都认为罕见疾病是由一些普通的病毒引起的。关键问题在于，一种普通的、众所周知的病毒真的可以通过偶尔给自己来一些改变，进而造成完全不同的疾病模式吗？关于
143 这个问题，有几个得到证实的例子，这里概述其中三个。

EB 病毒存在于唾液中，通过密切接触（比如共用一个杯子）在人与人之间传播。它通常首先感染幼儿，不会

引起任何疾病，之后潜伏于体内而不被察觉。这种感染模式普遍存在于发展中国家，但西方社会的儿童可能会跳过早期感染，他们通常会在青少年时期通过接吻感染该病毒。这种迟来的感染可不是默不作声的，而是常常引起腺热——人们很恰当地将其命名为“接吻病”。

麻疹病毒也能够通过改变其作用位置，从正常的感染模式转变为更为严重的情形。它通常会引起伴有发热和皮疹的急性感染，持续 1～2 周，直至病毒被机体清除，此后患者不会再得该病。但也存在一种非常罕见的情况，通常发生在病毒感染幼儿时，病毒会在初次感染后持续存在于大脑中，并在 1～10 年后发展为严重的退行性疾病——亚急性硬化性全脑炎。

另一种说法是，病毒可能会“肇事逃逸”，其造成的破坏在它离开犯罪现场很久之后才显现。自身免疫性疾病就是一个很好的例子。像单纯疱疹病毒这样的常见病毒通常会诱发杀伤性 T 细胞直接攻击病毒蛋白。但偶尔很碰巧，这些杀伤性 T 细胞所识别的病毒蛋白的一部分与机体正常蛋白的一部分完全一致。因此，生成的用以攻击病毒的 T 细胞会错误地识别并杀死表达正常蛋白的细胞。这被称作“分子模拟”，它会引发一种自身免疫反应——之所以如此命名，是因为免疫反应（抗体和 / 或杀伤性 T 细胞）受到
误导，直接攻击自身。病毒，或者实际上是任何微生物， 144

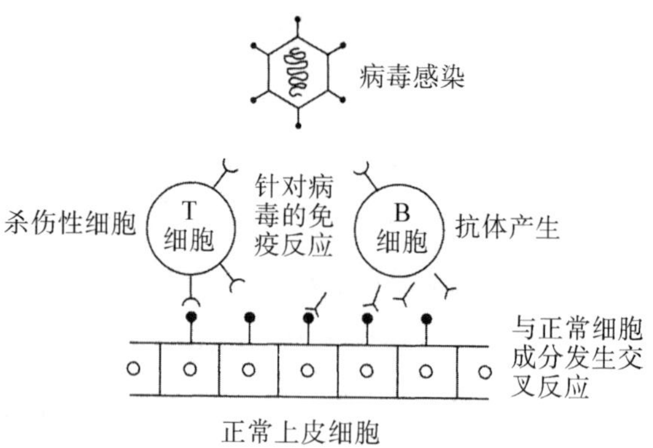

图 4.4　分子模拟。病毒感染诱发 T 细胞与 B 细胞的抗病毒应答。然后，杀伤 T 细胞和抗体识别并攻击正常细胞成分和病毒成分，引起自身免疫性疾病。

均可作为诱发因素引发该反应，在微生物消失后，该反应还能持续很长时间。基质疱疹性角膜炎，一种可导致失明的眼睛角膜疾病，已在小鼠模型中被证明是由这种方式引起的。由于单纯疱疹病毒和角膜细胞之间存在分子模拟，T 细胞在识别特定病毒外壳蛋白时也瞄准并攻击了角膜细胞。[12]

多发性硬化

这种可怕的疾病很明显是突如其来的，偏爱年轻人（例如世界闻名的英国大提琴家杰奎琳·杜普雷，她于 1987 年死于多发性硬化），并对中枢神经系统造成毁灭性的、最终致命的损害。该病通常间歇性发作，伴有复发和不完全缓解，因此对神经系统的永久性损害会随着时间的推移而累积。多发性硬化的复发似乎常常出现在急性病毒感染之后，不过，尽管病毒学家已做了大量的研究，还是未能找到任何与之相关的特定病毒。但仍有许多科学家认为，多发性硬化一定是由某种病毒引发的。 145

多发性硬化的特征符合上文所述的EB病毒和单纯疱疹病毒的感染模式。首先，多发性硬化的分布与腺热类似。这两种疾病都以富裕的西方社会的年轻人为目标，两者都罕见于非工业化的热带国家。但是，除此之外，多发性硬化有一个难以解释的特点。多发性硬化的发病率随着纬度的变化而变化，在热带国家较为罕见，越靠近南极和北极就越普遍；在英国和美国，它在北方地区更常见，而在澳大利亚，则更常见于南方地区。这一观察结果促使研究者关注从高发病率地区迁往低发病率地区、从低发病率地区迁往高发病率地区的人群。研究发现，如果一个人在幼年时迁移，那么他的患病风险将吻合新纬度的患病风险；但是，如果是成年时迁移，其患病风险将与原先纬度保持一致。这表明，无论高发病率地区诱发多发性硬化的因素是什么，患者都是于孩童时获得的，并保留终身。难道在这些地方有一种常见的儿童传染性病原体，可能是类似于EB病毒或者麻疹病毒这样的病毒？这种假定的病毒无害地感染了大多数孩子，但在少数情况下，可能是由于迟发性感染，病毒将在日后引起或使感染者容易患上多发性硬化。

多发性硬化患者的大脑中存在大量攻击正常神经细胞的免疫细胞，这些免疫细胞（尤其针对神经细胞）产生一种叫作髓鞘碱性蛋白的蛋白质。这使得一些科学家认为多发性硬化是一种自身免疫性疾病，其造成损害的原因是一
146 种尚未找到的病毒蛋白与髓鞘碱性蛋白之间的分子模拟。这一理论得到了实验的支持，该实验用泰累尔氏病毒感染小鼠并诱发针对髓鞘碱性蛋白的一种免疫应答，重现了多发性硬化的症状。多年来，包括麻疹、EB 病毒、犬瘟热病毒以及人类疱疹病毒 6 型和 7 型在内的许多病毒，都曾被认为是多发性硬化的病因，但到目前为止，没有一个能经得起严格的验证。

慢性疲劳——只是大脑中的想法吗？

慢性疲劳出乎意料地常见：家庭医生接诊的来访者中 5%～10% 是因为疲劳而问诊，当被具体问及时，20%～30% 的成年人承认经常感到疲劳。慢性疲劳综合征的定义是持续六个月或以上的不明原因的疲劳，目前在英国有 25 万人受影响，最近已被首席医疗官认可为一种真正的疾病。著名的慢性疲劳综合征患者包括克莱尔·弗朗西斯（小说家兼帆船运动员）、埃瑟·兰泽恩（电视节目主持

人）的女儿。

但是，慢性疲劳并不新鲜，它与几个世纪以来流行的
各种疾病有明显相似之处。到 18 世纪末，这些疾病有各种
各样的名称：胆汁质、抑郁症、癔病（被描述为“器官内
部的呼气……损害了健康”）、疑病症[1]（意指“胸骨以下疾
病”）、歇斯底里[2]（未婚女性干燥的子宫在体内游走寻找液
体所致）以及萎黄病（一种富家年轻女子的疾病，通常通
过结婚和分娩得到治愈）。19 世纪，类似慢性疲劳综合征
的疾病包括脑膜炎（作家埃德加·爱伦·坡就患有这种病）
和神经衰弱（它的发现者、美国神经学家乔治·米勒·比 147
尔德所遭遇的那种大脑和脊髓衰竭）；到 20 世纪，则包括
低血糖、白假丝酵母菌（一种引起鹅口疮的真菌）、全身过

---

[1] 疑病症的英文是 hypochondria，源自希腊词根 hypo 和 chondros。Hypo 指的是 under，意为下面；chondros 指的是胸骨的软组织。那么为何胸骨以下也即下腹部会表示疑病症呢？可能的解释是，腹部存在人体的第二大脑“肠脑”，即肠神经系统，由大量神经元和神经纤维组成的复杂的神经网络，可因人的精神活动而受到影响。

[2] 歇斯底里（hysteria）源于希腊词汇 hystera，即子宫。在 19 世纪前的很长一段时间里，因为这种“情感错乱”在女性人群中多见，曾被认为是女性特有的疾病，而且患病率极高。人们认为歇斯底里是由于体内缺乏某种体液，导致子宫在女性体内来回游走所造成的。歇斯底里已于 1980 年从官方的《精神疾病诊断和统计手册》中删除，不再被看作一种精神疾病。

敏反应综合征、慢性 EB 病毒感染、肌痛性脑脊髓炎（大脑和肌肉的炎症）以及重复性劳损。当患者有资格获得经济补偿时，最后一种疾病被戏谑地称为“肌痛性补偿炎”。[13] 尽管有这些有趣的变化，但最好的名字依旧是慢性疲劳综合征，因为其特征是疲劳，并没有发现其他一致的异常。

20 世纪 80 年代，当一个科学团队声称发现一种病毒可引起不明原因的疲劳时，慢性疲劳综合征以肌痛性脑脊髓炎的名字再次出现在公众视野中。这一发现引起了媒体的关注，该病很快被称为“雅皮士流感”。围绕这一疾病存在诸多争议，媒体强调了慢性疲劳综合征患者和医生的对立观点。患者大多认为自己被不公平地贴上了懒惰的标签，他们相信慢性疲劳综合征是生理原因引起的，可能是由病毒感染导致。相反，许多医生认为该病的根基是心理方面的，指出其症状与抑郁症有相似之处，并且女性患者占多数。

尽管媒体大加宣传，但将慢性疲劳综合征归罪于病毒的证据未能令人信服。大多数患者在患病早期都感染过病毒，但这种巧合并不意外，因为一般人每年都会经历 2～4 次病毒感染。

EB 病毒和肠道病毒是最近提出的引起慢性疲劳综合
148 征的元凶。毫无疑问，由 EB 病毒引起的腺热会引起疲劳，其中十分之一的患者感染该病毒超过六个月。但是，在大多数慢性疲劳综合征患者中，其发病与EB病毒感染或者腺热无关。当然，和90%的健康成年人一样，虽然近乎所有的慢性疲劳综合征患者都有持续性EB病毒感染，但初发感染通常要比他们的疲劳症状发作早上许多年，潜伏的EB病毒通常由他们的免疫系统控制。

肠道病毒（尤其是柯萨奇病毒B4）能够感染心肌和骨骼肌，引发心肌炎和肌痛，在中枢神经系统中可能引起脑炎。因此，该病毒很明显是引起肌痛性脑脊髓炎的主要嫌疑病毒。而且前文提到的20世纪80年代开展的研究表明，许多慢性疲劳综合征患者有持续性柯萨奇病毒感染的证据，其肌肉中存在持续性肠道病毒。但是，这些研究的结果往往十分粗糙，未被更多最近的研究所证实。

目前我们还不知道慢性疲劳综合征的病因，考虑到疲劳的原因众多，其中一些可能被归到了慢性疲劳综合征的范畴内。但是，大约半数患者被临床诊断为抑郁症，而且他们的症状常常通过抗抑郁治疗得以改善或治愈，因此，至少在这些病例中存在由压力导致的精神因素。最近，来自英国皇家医师学院的精神科医生以及全科医生的联合工作小组对慢性疲劳综合征做了报告，[14] 其结论为“在大多数情况下，没有证据表明感染是该病的主要原因”，“既存的性格因素和心理压力似乎比常见的病毒感染更为重要”。

大杂烩

149 一些慢性疾病仍然没有明确病因，其中包括常见的疾病（如心脏病、糖尿病、精神疾病以及备受争议的海湾战争综合征），都有可能是病毒引起的。但目前的证据至少可以说是不充分的。然而，如果病毒被证实是病因，就有希望通过接种疫苗来预防疾病，所以，去寻找引起这些主要健康问题的病毒当然是值得的。巨细胞病毒感染了超过一半的人口，并建立了一种终身的潜伏感染，据我们所知，该感染对健康人无害。但现在，这种病毒被怀疑与动脉疾病（动脉粥样硬化和冠状动脉疾病，西方国家最常见的死亡原因）的病因有关。确认人类病变血管中存在巨细胞病毒的研究仍有争议，但利用小鼠巨细胞病毒毒株的实验研究是有坚实基础的。病毒在小鼠内皮细胞中生长，引发炎症和慢性血管疾病。人类是否也如此，还有待观察。

毫无疑问，胰岛素依赖型糖尿病是一种自身免疫性疾病，但它是否像与单纯疱疹相关的角膜炎一样是由病毒引发的，还未得到证实。同样，有一些证据来自感染柯萨奇病毒 B4 的实验小鼠。实验中，杀伤性 T 细胞破坏了胰腺，并清除了嵌入胰腺内的能产生胰岛素的胰岛细胞，从而引发糖尿病。但是造成这种大规模破坏的原因尚不清楚，可能是对某种病毒蛋白的分子模拟——但也可能不是。

最令人惊讶的是，最近有报道称，博尔纳病病毒有可
能导致像抑郁症和精神分裂症这样的精神疾病。博尔纳病 150
病毒通常感染马，但也会自然感染各种动物，包括羊、牛、兔、猫、狗以及鸵鸟。在马匹身上，病毒起初会引起异常狂乱和攻击性行为，然后随着病毒在大脑中持续存在，马匹则表现为冷漠和孤僻。虽然关于人类博尔纳病病毒的几篇研究报告称发现了感染，但关于精神病患者的感染水平是否高于健康人，尚未达成一致意见。部分原因是感染难于发现并且已经运用了各种不同的技术，还有一部分原因是普通大众中感染的发病率在地域差异上存在混淆。显然，重要的是为这种病毒开发一种可靠的检测方法，一劳永逸地将问题解决。

最后是备受争议的“海湾战争综合征”。这绝非一件微不足道的事情，像各国政府所希望的那样，可以随时间推移被慢慢淡忘。在这场短暂的战争中，盟军只有 148 人在战斗中丧生，但从海湾返回的 746 500 名英国、加拿大和美国士兵中，超过 50 000 人是不适合服兵役的。这些男性和女性出现了一系列令人困惑的症状（疲劳、头痛、失眠、四肢刺痛、呼吸急促以及易怒），他们中的大多数人至今仍然无法工作。

最近，英国政府资助了针对海湾战争综合征的研究，但是，厘清这一问题，本身就是一场噩梦。在数周的时间

里，部队经历了数次重大冲击——他们接种了对抗包括炭疽和瘟疫在内的一整套潜在生物武器的疫苗，进行了应对毒气攻击的演习，吸入了油井燃烧产生的有毒烟雾，目睹了成千上万名伊拉克士兵被杀，经受了飞毛腿导弹的袭击。
151 这些高压力相关因素之中的任何一个都可能是病因，或者可能足以改变他们的免疫力，让普通病毒有机可乘，引发不寻常的症状。

目前还没有明确的答案，但迄今为止的研究结果表明，不存在某种海湾战争综合征。最有可能的是，就像慢性疲劳综合征一样，它是一种多病因的疾病，其中压力起主要作用。患者并不喜欢这样的结论，他们似乎更愿意相信它是一种生理性疾病。同样，如果研究结果属实，那么这对将来预防这类战争损伤的发生也不是一个好兆头。

总而言之，与急性病毒相比，持续性病毒与宿主之间建立的关系更加稳定。它们能够巧妙地躲避免疫破坏，并利用宿主来确保自己能长期存活。在这个过程中，它们一般无害，但仍存在一些问题。其中最突出的是宿主的免疫抑制将使病毒再激活，但也有一些更微妙的后遗症。

一个持续被病毒感染的细胞携带着一组外来基因，并会将其传递给子代细胞。虽然可能不会引起明显的疾病，但病毒与细胞之间这种终身的密切联系会影响双方的命运。一些持续性病毒感染最终将导致癌症，下一章将讨论这些病毒。

第五章　病毒与癌症

道恩·弗伦奇和彼得·弗伦奇的第一个孩子杰茜卡出生了，她看起来很健康，他们高兴极了。但是，在家里的头几个星期，杰茜卡无精打采，不愿意进食，体重也未见增加。于是她的父母带着她去看家庭医生，医生检查时听到了心脏杂音。[1]她将杰茜卡转诊至当地医院的心脏专科医生那里，医生们发现杰茜卡有先天性心脏缺损。经过一系列检查，医生告诉道恩和彼得，杰茜卡的心脏缺损无法通过手术修补。不过，他认为，如果对杰茜卡的生活多加保护，让她避免运动和接触性感染，那么她应该能平安地度过很多年。 153

这个家庭就这样安稳地过了一段时间，但在杰茜卡四

[1] 心脏杂音，除心音和额外心音外，在心脏收缩或舒张过程中的异常声音。杂音性质的判断对于心脏病的诊断具有重要的参考价值。

岁时，一次例行检查中，医生发现她的心脏正在衰竭。他告诉道恩和彼得，只剩下一个选择——心脏移植。杰茜卡被列入等待名单，当寻得合适的心脏时，她差点儿先一步死去。

杰茜卡的手术很成功，尽管术后医生难以阻止她的免疫系统对新的心脏的排斥。最终她出院了，服用药物以控
154 制排斥反应。一两个月后，她的身体出现好转，并且因为有了新的心脏，能做的事情也比以前多得多了。道恩和彼得乐观地认为，她将拥有一个漫长且充满活力的人生。但好景不长，移植手术三个月后，杰茜卡的颈部腺体开始肿大。肿大的腺体没有疼痛感，但道恩把她带回医院做检查。医生显然很担心，在局部麻醉下切除了一小块腺体，放在显微镜下进行检查。结果诊断为癌症，由于癌症已扩散，医生几乎无能为力。他们尝试了化疗，但杰茜卡还是在三个月后离开了人世，尽管她的新心脏仍运行良好。

从表面上看，这似乎只是一场厄运——先是一种先天性心脏病，而后是一种与之无关的癌症。但它们并非毫无关系；它们通过移植联系在一起，或者更确切地说，通过杰茜卡服用的抑制机体对外来心脏的排斥反应的药物而联系在一起。这些药物会使免疫系统瘫痪，在这种情况下，有时会使得包括肿瘤病毒在内的持续性病毒占据上风。在本章中，我们将探索这些病毒谋取自身生存的微妙方式——这些策略有时会在不经意间引发癌症。

癌症

每三个人中就有一人患有癌症，尽管最近在知识和治疗方面取得了进步，但大多数人依然死于癌症。癌症是机体中的单个细胞不受限制地生长的结果，这种疯狂生长最终会产生大量的相似细胞——肿瘤。这可能发生于任何国家、任何年龄人群的机体的任何器官：没有人能够免除。矛盾的是，
虽然癌症患者很常见，但由于每个人大约由 10^{14} 个细胞构成， 155
从单个细胞的层面来看，癌症又是极其罕见的。鉴于每三个人中就有一个人罹患癌症，那么，一个细胞发展为癌症的概率就是 3×10^{14} 分之一（即 300 000 000 000 000 分之一）。

癌症并非单一病因的单一疾病。相反，它是单个细胞受损的最终结果，而这可能是由多种因素造成的。大多数癌症似乎是毫无缘由地出现在完全健康的人身上，病因不明。迄今为止，研究人员已经在全球 10%～20% 的癌症中发现了病毒存在的证据，但其他癌症与人们的生活习惯、生活方式或职业有关。众所周知，吸烟容易引发肺癌，过多的阳光照晒可引起皮肤癌。然而，还存在其他的相关因素。正如 1945 年长崎和广岛原子弹爆炸的幸存者所表明的，暴露于辐射会增加罹患几乎所有类型癌症的概率。最近，在切尔诺贝利核电站的灾难发生之后，儿童患上癌症（尤其是甲状腺

癌）的比例高得令人心痛。木匠由于平日大量吸入切割硬木所产生的粉尘，会增加罹患鼻窦恶性肿瘤的风险。从事石棉工作的人则有可能患间皮瘤（一种发生于胸膜的肿瘤）。[1]

鼠、鸡和兔

早在透过电子显微镜真正看到病毒之前，动物实验就
表明，滤过性病原体与癌症相关。1908 年，丹麦科学家威
廉·埃勒曼和奥卢夫·邦发现鸡的白血病具有传染性。他
156 们将白血病细胞提取物用能够捕获最小的细菌的过滤器过
滤，结果显示，过滤后的滤液可将白血病传染给健康的鸡。
但是，在那个年代，白血病并不被认为是一种癌症，所以
这一发现最终湮没无闻。然而，1911 年，美国纽约洛克菲
勒研究所的佩顿·劳斯运用肿瘤提取物在鸡身上做了相同
的实验。他的肿瘤来自长岛一名养鸡户的一只栏养普利茅
斯岩石母鸡的右胸。这个不幸的养鸡户将他珍贵的母鸡带
到劳斯那儿，希望能得到治疗，但劳斯立即将其处死，并
将其肿瘤用于自己的研究。他将肿瘤提取物注入健康的鸡，
培育出了相同类型的肿瘤。

---

[1] 胸膜间皮瘤是目前已知的唯一发生于胸膜的恶性肿瘤，几乎所有病例都是由石棉暴露引起。石棉工人终生具有高达 10% 的患间皮瘤的风险，平均潜伏期为 30 年。

很长一段时间，其他科学家，尤其是那些从事癌症研究的科学家，都无法理解这项研究的意义。他们确信所有癌症的元凶都是有毒的化学物质，绝对不可能是病毒，因为癌症显然不像麻疹和水痘等疾病那样具有传染性。因此，为了获得认可，劳斯与同时代的思想封闭之人进行了艰苦的斗争，最终结果是，他自己也开始了对有毒化学物质的实验。但是，慢慢地，他积累了越来越多的证据。五十多年后的 1966 年，诺贝尔奖授予了他，以表彰其研究工作。

20 世纪 30 年代，同样工作于纽约洛克菲勒研究所的理查德 · 肖普从一名知情人那里听说，爱荷华州的许多兔子皮肤上长了一种很大的、呈疣状的皮肤肿瘤。他拿到了一些这样的兔子，通过在健康的野兔皮肤上涂抹滤过性肿瘤提取物，成功地将疣传染给它们，当他将这种提取物涂抹在家兔皮肤上时，一些疣发展为蔓延性皮肤癌。

接下来一次突破性研究出现在 1936 年，归功于在美国 157
缅因州杰克逊实验室研究小鼠乳腺癌的约翰 · 比特纳。他使用两种鼠系——一种鼠系乳腺癌发病率高，另一种乳腺癌发病率低——进行了简单但令人信服的实验。首先，他将两种鼠系的鼠宝宝与其亲生母亲分开，然后将肿瘤高发病率母鼠的后代交给肿瘤低发病率母鼠喂养，反之亦然。接着，他静观其变，看看交换喂养后小鼠的癌症发病率是否与未交换时有所不同。结果表明，肿瘤高发病率是由高发病率的养母在母乳中传播的某种东西引起的，而非如人们普遍认为的那样，是通过生母的遗传易感性而引起的。母乳中的“某种东西”被证明是一种病毒。这些发现终于引起了科学界的注意——肿瘤学时代到来了。

缓慢进展

在动物肿瘤病毒研究取得成功之后，人类肿瘤病毒学家们迎来的则是多年的失望。虽然有许多人类癌症（包括实体瘤和白血病）与鸡、鼠和兔身上由病毒引起的癌症相似，但在人类身上未发现与病毒相关的肿瘤。许多科学家开始怀疑是否真的存在由某种病毒引起的人类癌症，而另一些人则向流行病学家寻求帮助。

流行病学家是科学侦探，他们研究整个人类，寻找联系因与果的线索（他们首次证明吸烟与肺癌之间存在联
158 系）。如果一种肿瘤是由病毒引起的，那么它应该具有传染性，并通过其他病毒常用的人传人的途径（见第一章）进行传播。如此一来，举例来说，根据其传播方式，肿瘤就可能表现出地域差异性，在病毒常见的地方常见，在病毒罕见的地方罕见。同样，病毒相关的肿瘤应更可能出现于家庭成员、亲密伴侣或者有相同职业或爱好的人群中，而不是在人口中广泛分布。另外，因免疫系统缺陷而极易感

染各种病毒的人群可能更容易感染病毒相关的肿瘤。这些都是肿瘤病毒学家在 20 世纪 60 年代初努力寻觅的线索，接下来发生的一件事被证明是病毒学史上的一个里程碑。

走出非洲

病毒学家安东尼·爱泼斯坦爵士在英国米德尔塞克斯医院从事劳斯的鸡肿瘤病毒研究，1961 年，他参加了一个讲座，讲座题为“热带非洲最常见的儿童癌症——一种迄今为止未被识别的综合征”。该讲座由在乌干达工作的英国外科医生丹尼斯·伯基特主持。他描述了发展迅速的非洲儿童下颌部肿瘤，只需几个月就会夺去孩子的性命。这种“新”型肿瘤未曾出现在英国、欧洲或美国，因此引发巨大关注。但更引人深思的是，伯基特注意到肿瘤发病率的地域差异性；在乌干达，一些村庄中有很多儿童罹患肿瘤，而其他村庄则没有儿童患病。

对此感到好奇的伯基特于 1961 年开启了他所称的“长 159
途旅行”，这是一场一万英里的东非之旅，他借此绘制了肿瘤分布图。在两名医疗传教士的陪同下，他乘坐一辆二手旅行车，沿途走访了五十多家大小医院和丛林医院，并与数百名医生交谈。他总是以有趣的口吻来讲述这次实地考察，比如说，在某一站，他发现一名停尸房服务员爱好制作黏土模型。这名服务员常常将停尸房里的尸体作为半身像的模型——大概是因其静止不动的时间要长于活着的人。他制作了伯基特此行调查的几名患下颌肿瘤的儿童的头部模型，很得意地将其排列在停尸房外的水泥路上，以供检查。它们太逼真了，以至于伯基特检查它们的时候，一个
160 路人停了下来，点评了一番这种新颖的治疗方法——用混凝土把孩子们脖子以下的部分都埋起来。

此次旅行之后，伯基特绘制出了非洲肿瘤的发生范围。他发现，肿瘤分布局限于年降水量在 55 厘米以上且气温不低于 16℃的地区——换句话说，炎热潮湿的热带气候地区。如此，肿瘤就限制在中非海拔 5 000 英尺以下的低洼地区，其分布与全地方性疟疾（非季节性疟疾，即一年四季发病率相同）极其相似。[1][1]（之后，在具有相同条件的巴布亚新几内亚也发现了该肿瘤的流行。）疟疾受地域限制的原因在于按蚊的生命周期。按蚊将寄生虫从一个人传播给另一个人，其幼虫期需要水分，因此对降雨要求高，而成年雌蚊在气温低于 16℃时无法产卵。在不能充分满足这些条件的非洲地区，疟疾的发生具有季节性，即雨季时出现，旱季时又消失。伯基特熟悉疟疾，他将两者结合在一起，提出肿瘤是由一种以蚊子作为传播媒介的病原体引起的。事实上，

[1] 当种群中的每个个体均有可能被感染时，这种疾病被称为全地方病。

尽管他关于病原体——一种病毒——以及该病与疟疾的关联的观点是正确的，但这种病毒并不是由蚊子传播的。

听了伯基特的叙述，爱泼斯坦十分激动，因为他意识到，在他所知道的所有肿瘤中，这是最有可能由病毒引起的一种。他立即安排伯基特将肿瘤样本从非洲空运至他在伦敦的实验室。这并非易事，因为肿瘤细胞极其脆弱，一旦离开机体就开始死亡，必须放置在提供它们所需的所有 161
营养的液体培养基中才能存活。它们还必须保持无菌状态，这在伯基特所处的原始条件下是很难做到的。如果肿瘤不慎被细菌污染，那么这些细菌就会在培养基上生长并将营养消耗殆尽，导致肿瘤细胞死亡。

尽管困难重重，但爱泼斯坦最终还是获得了样本；失望却也随之而来。两年的时间里，他和他的同事尝试了所有当时已知的技术，想要分离出病毒。他们在电子显微镜下寻找肿瘤物质中的病毒颗粒，结果一无所获。他们将肿瘤小块放置在类似于体液的液体培养基中，试图促进细胞生长，但也以失败告终。大多数人早在两年前就会放弃，而爱泼斯坦坚持了下来，因为，正如他所说，“它必定是对的”。

1964 年，突破性进展终于到来，正如经常发生的那样，完全是出于偶然。其中一份珍贵的肿瘤样本因运输途中出现延误，最终在周五下午晚些时候抵达实验室。当爱泼斯坦观察瓶子时，他发现培养基是浑浊的——这一般是细菌污染的确切迹象。虽然他肯定很想当场将它扔掉，但通常情况下，他会在显微镜下仔细观察一番。令他惊讶的是，浑浊并不是细菌造成的，而是由许多在漫长旅途中从肿块中游离出来的肿瘤细胞引起的。这些漂浮的细胞让他想起了他曾在另一个实验室中看到的生长的老鼠肿瘤细胞，因此，他不再是以往常的肿瘤块的形式，而是以单细胞悬浮液的形式将细胞放入培养基中。他第一次培养出了细胞，细胞生长到足够多时，他就将其放置在电子显微镜下进行观察——最终，他发现了一些病毒颗粒。[2] 爱泼斯坦回忆
162 说，“我关掉了显微镜，出了门，冒着雪绕街区走了两三圈，然后才敢回来再看一眼”。[3]

爱泼斯坦之所以是在这个特殊的样本，而不是之前的样本中发现病毒，是因为这是第一个在电子显微镜处理之前在培养基中生长的病毒。培养是必要的，因为尽管所有的肿瘤细胞都包含病毒 DNA，但在显微镜下它以一种看不见的潜伏形式存在着。在体内，任何开始复制病毒颗粒的肿瘤细胞都会立即受到杀伤性 T 细胞的攻击，因此，只有当细胞在体外生长并远离机体的免疫防御时，整个病毒颗粒才能被发现。

爱泼斯坦继续指出，他所看到的病毒是一种新型的疱疹病毒，该病毒在这些非洲肿瘤中持续存在。自然而然地，这种肿瘤被称作伯基特淋巴瘤，而这种病毒被称作爱泼

斯坦–巴尔病毒（EB 病毒），以安东尼·爱泼斯坦和伊冯娜·巴尔（爱泼斯坦当时的研究助理，负责培养肿瘤细胞）的名字命名。

这是爱泼斯坦和他的团队毕生工作的开端。他们必须查明，病毒是否真的引起了肿瘤，并用他们的实验结果说服其他人。这不是一项简单的工作，仅仅是在肿瘤中发现了病毒并不意味着就是病毒导致了肿瘤。举个例子，病毒可能是在肿瘤生长后感染了肿瘤细胞。爱泼斯坦耗时多年才说服一些科学家相信这种病毒是导致伯基特淋巴瘤的病因，但从早期开始，EB 病毒就已经在几种类型的肿瘤中被发现，包括鼻咽癌以及发生于免疫系统较弱人群的淋巴腺的癌症（例如前文所述杰茜卡的案例）。但 EB 病毒感染并不总是导致肿瘤。这种病毒会悄无声息地感染大多数人，偶尔会引发腺 163
热。首个人类肿瘤病毒的发现重新燃起了肿瘤病毒学家们日渐消退的热情，并为其他重要的发现开辟了道路。

还有多少？

自从 EB 病毒发现以来，又有五种人类肿瘤病毒被发现，包括引起肝癌和宫颈癌等常见实体肿瘤的病毒。同伯基特淋巴瘤一样，所有这些肿瘤的发病率在世界各地的分布不尽相同。总的来说，在男性中，每十例癌症中就有一例与病

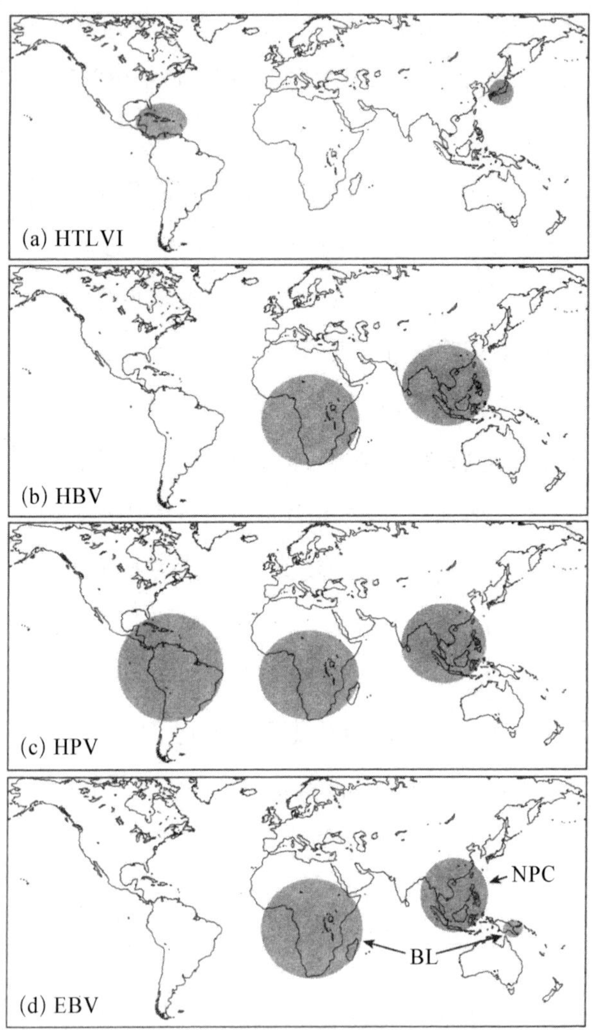

图 5.1　病毒相关肿瘤发病率最高的地理区域：（a）人类嗜 T 细胞病毒 1 型感染相关的 T 淋巴细胞白血病；（b）人类乙型肝炎病毒感染相关的肝癌；（c）人类乳头瘤病毒感染相关的子宫颈癌；（d）EB 病毒感染相关的伯基特淋巴瘤和鼻咽癌。

毒相关，而在女性中甚至更多；其男女之间的差异在于宫颈癌，一种由乳头瘤病毒引起的女性最常见的癌症之一。

我们在第一章中认识了会引起无害的疣的乳头瘤病毒，第四章中也描述了它们设法留驻在皮肤上的狡猾方法。但是，该病毒家族包含了超过六十种不同的类型，虽然大多数是无害的，但有一小部分实属不善之辈。特别是 16 型和 18 型，可引起肛门生殖器癌，常导致女性的宫颈癌和男性的阴茎癌。这些病毒通过性接触传播，宫颈癌患病风险与早期拥有多个性伴侣有关。反过来说，宫颈癌在缺少性经验的女性中不常见，在修女中尤为罕见。虽然宫颈癌在全世界均有发生，但在中美洲、南美洲、撒哈拉以南非洲以及东南亚地区的非工业化国家最为常见。

正如我们在第一章所看到的，甲型肝炎病毒和乙型肝炎病毒均可引起肝炎。但是，甲型肝炎病毒污染食物并引
发急性感染，患者通常能够迅速恢复，而乙型肝炎病毒通 164
过污染血液进行传播，大约 10% 的感染者会发展成终生持续性感染。这可能导致慢性肝炎或肝硬化，最终出现肝功能衰竭，或者在初次感染后经过 20～50 年发展为肝癌。

乙型肝炎病毒是美国马里兰州贝塞斯达国立卫生研究所的巴鲁克·布隆伯格于 1964 年偶然发现的。[4] 他的研究课题为不同种族之间的遗传差异，与病毒学完全无关。他在对比许多不同种族的血液样本时，于澳大利亚土著居民

的血清中发现了未知蛋白，他称其为“澳大利亚抗原”。几年之后，他发现这种抗原实际上是一种病毒，正是“血清性肝炎”的病因。（在当时，“血清性肝炎”指的是通过血液污染或输血而传播的肝炎。在第二次世界大战期间，一些部队接受了被污染的输血和疫苗，致使该肝炎流行，引发了黄疸大暴发。）

继布隆伯格的发现之后，一种检测乙型肝炎病毒的血液检测方法被发明出来，这不仅阻止了受污染血液的使用，而且使大规模的人群筛查成为可能。筛查发现，全世界估计有三亿病毒携带者，其中特别高发于撒哈拉以南非洲和东南亚。由于肝癌正是这些地区主要的死亡原因之一（每年有一百万人死于肝癌），病毒与癌症之间的联系终于得以
166 确认。因此，虽然首次发现乙型肝炎病毒是在爱泼斯坦发现 EB 病毒的同一年，但人们花了十年才认识到这是一种肿瘤病毒。

在发现乙型肝炎病毒是血清性肝炎的主要原因后，人们很快又发现，尽管进行了乙型肝炎病毒的血液筛查，但仍有肝炎发生，因此，很明显还存在其他病因，而且有可能是尚未查明的病毒。然而，丙型肝炎病毒的发现要等到 20 世纪 80 年代，更为先进的分子技术诞生，随之在一名慢性肝病患者的血清中发现了丙型肝炎病毒的遗传物质。[5]

丙型肝炎病毒主要通过受污染的针头进行传播，与乙

型肝炎病毒没有关联。但是，流行病学调查显示，它也会引起终生感染，并且与肝癌有联系。关于这种病毒还有许多需要了解的地方，但似乎其感染非常普遍。全世界大约有 1.7 亿人被感染，大部分感染者都不知情。仅在美国就有 400 万病毒携带者，每年造成 8 000～10 000 人死亡。

人类嗜 T 细胞病毒 1 型（HTLV1），是首个被发现的逆转录病毒，尽管许多动物逆转录病毒会引发肿瘤（埃勒曼、邦、劳斯和比特纳研究的均为逆转录病毒），但这是迄今为止发现的唯一一种人类逆转录病毒。

HTLV1 通过输血、性接触以及母婴途径传播，它的攻击目标是 CD4 T 细胞，并形成终生潜伏感染。每 80 名 HTLV1 感染者中就有一人会在初次感染 10～40 年后发展为白血病。这种病毒常见于加勒比海地区，在那里，它还会引起被称作“热带痉挛性轻截瘫”的慢性神经系统疾病。

在美国马里兰州贝塞斯达国立卫生研究所工作的罗伯 167
特·加洛（因 HIV 而闻名，见第三章）花费多年时间试图追踪一种人类白血病病毒，最终在 1980 年发现了 HTLV1。他从一名患有侵袭性 T 淋巴细胞白血病的年轻黑人男子身上，第一次分离出了该病毒。[6] 随后分离出的几株病毒均来自同样患有这种迅速致死的白血病的成年人，病毒常常扩散至皮肤，形成特征性的结节，而这几株病毒都与加勒比海地区或日本有关。加洛的研究发表于 1980 年，但与此同时，日本京都大学的研究人员在日本西南部的岛屿上发现了一群患有同一类型T淋巴细胞白血病的患者。所有这些白血病患者的细胞中都携带同一种类型的病毒。

对健康HTLV1携带者的研究显示出一个地理谜题：在日本西南部和加勒比海地区，3%～10%的健康人群的病毒检测呈阳性，在撒哈拉以南非洲、东西伯利亚和巴布亚新几内亚也有零星感染者。在世界其他地区，感染则极为罕见。基于这些发现，加洛认为病毒起源于非洲，经由奴隶贸易传至加勒比海地区，而16世纪的葡萄牙商人则将病毒带至日本，当时这些商人将中非当地人口和动物带去了日本。我们现在知道，非洲猴类（特别是黑猩猩和非洲绿猴）携带的逆转录病毒与HTLV1的相似度高达95%，因此可能是人类感染的来源；这增加了加洛的理论的可信度。但是，最近在一些美洲印第安人和日本北部的阿伊努人[1]身上也

---

[1] 阿伊努族，日本的古老民族，在旧石器时代末期或新石器时代早期曾广泛分布于日本列岛。一般认为他们是从亚洲大陆迁来的蒙古人种的一个分支，属蒙古人种和尼格罗-澳大利亚人种的混合类型。身高比日本人稍矮，肤色淡褐，头发黑色呈波状，体毛发达。日本古代一直称阿伊努人为“虾夷”，带有贬义。虾夷族曾在大和政权之外保持独立很长一段时间，为对抗虾夷族，大和朝廷设立了征夷大将军的军事职位。据《日本书记》记载，公元8世纪，虾夷族被第二任征夷大将军坂上田村麻目打败，一直被驱赶到北海道。日本动画大师宫崎骏的电影《幽灵公主》的男主角飞鸟（音译：阿席达卡）就是阿伊努人的皇室子孙。见张中华：《差点消失的日本民族——阿伊努族》，《时代文学》2010年第1期。

发现了这种病毒，这说明传播模式可能更为复杂，因为这些人在地域和种族上与日本其他地区都很不同，也未曾接 168
触过葡萄牙人。

人类疱疹病毒 8 型，肿瘤病毒名单上最新的一种，是由纽约哥伦比亚大学的流行病学家帕特里克·摩尔和他的妻子、分子生物学家张远于 1994 年在卡波西肉瘤中发现的一种全新的病毒。卡波西肉瘤是一种皮肤癌，主要影响血管，会导致皮肤和内脏出现难看的紫色斑块。除了地中海和东非（尤其是乌干达）地区，这种肿瘤一直极为罕见，但最近出现了大量病例，因为艾滋病患者易患该病。在美国和欧洲，每五个 HIV 阳性患者中就有一个患上卡波西肉瘤。

地域上的有限范围和免疫系统受破坏的艾滋病患者的高发病率表明，这种肿瘤是由病毒引起的。但有意思的是，在 HIV 阳性患者中，同性恋和双性恋男性的卡波西肉瘤发病率是经由受污染的血液、异性性接触或母婴传播方式感染 HIV 的人群的二十倍。这表明，卡波西肉瘤是由一种通过性接触传播的病毒引起的，并且常见于同性恋男性。许多我们熟悉的病毒，包括巨细胞病毒、乙型肝炎病毒和 HIV 本身，在过去都被怀疑是造成卡波西肉瘤的病因，但由于缺乏罪证，它们都被排除了。

注意到这些信息后，张远和摩尔决定在卡波西肉瘤中寻找一种全新的病毒。他们最终找到的是又一种疱疹病毒，

与 EB 病毒非常相似，但是两者的发现方式截然不同。张
远夫妇使用了一种名为“代表性差异分析”的极为精密的
169 技术，这对 1964 年的爱波斯坦和他的同事来说是不可想象
的。该技术检测组织样本中的外来的 DNA 序列。在这里，“外来”指的是病毒，它们使用的 DNA 来自卡波西肉瘤肿瘤。这一外来 DNA 序列将与同一个人皮肤上的正常 DNA 进行比对。张远和摩尔发现了肿瘤物质所特有的两种 DNA 分子，他们研究了大量已公布的 DNA 序列之后，又找到了另外两种与此相似但并不完全相同的 DNA 序列。这两种序列均来自疱疹病毒——松鼠猴疱疹病毒（猴子的一种肿瘤病毒）和 EB 病毒。正如我们已经了解到的，EB 病毒是疱疹病毒家族中唯一已知的人类肿瘤病毒，张远和摩尔当时一定很高兴。这意味着他们找到了与两种已知的引致肿瘤的疱疹病毒相似的东西，也就是说，很可能存在一种尚未被发现的肿瘤病毒。

幸运的是，张远和摩尔的研究引起了其他科学家的关注，他们的发现很快就得到了验证。这项研究极为振奋人心和重要，以至于在这项研究于 1994 年底在美国《科学》杂志上发表之前，在世界各地，许多科学家就已开始使用根据张远和摩尔发现的独特的卡波西肉瘤 DNA 序列设计的探针，来研究卡波西肉瘤的遗传物质。[7]

在那之后，又有许多进展。这种病毒如今被称作人类

疱疹病毒8型，始终存在于95%以上的各类（地中海地区、艾滋病相关以及非洲）卡波西肉瘤，尽管非洲类型的地理限制仍未破解。

该发现的不同寻常之处在于，一段时间里并没有找到病毒。没有人真正见过病毒颗粒，他们只检测到DNA序列，因为该DNA序列并非正常人类DNA的一部分，所以 170
被认为来自病毒。肿瘤组织中未发现病毒颗粒这点与EB病毒的发现很相似，同样是由于病毒在肿瘤细胞中建立的潜伏感染。而且，同EB病毒一样，当卡波西肉瘤肿瘤细胞在组织培养中生长一段时间后，在电子显微镜下观察可发现疱疹病毒颗粒。

未发现病毒颗粒并不能排除病毒是其病因，因而，在卡波西肉瘤肿瘤中发现人类疱疹病毒8型所使用的强大的新技术现已被用来寻找其他肿瘤或白血病的病毒序列。这也许表明，还有更多的癌症是由病毒引起的。

关键环节

想要证明肿瘤的元凶的确是病毒，在肿瘤中找到病毒还只是开始。这简直是个不可能的任务，因为简单地将病毒注入宿主体内，等待观察是否会出现肿瘤，这样的直接实验显然只能在动物身上进行，而不能发生在人类身上。

因此，有关人类的所有证据都只能是间接的。在确认一种病毒可引起某种肿瘤之前，需要回答以下四个问题。

是不是每一个肿瘤患者都会被感染?

首先要证明的是，所有患有特定类型肿瘤的人都感染了这种疑似导致肿瘤的病毒。检测血液样本中作为感染标记的病毒抗体通常是发现病毒的最佳方式，这意味着要对
171 来自肿瘤患者、高危人群以及对照组的样本进行大规模的筛查。不用说，结果往往是不明确的。所有的肿瘤患者抗体均呈阳性，无肿瘤的对照组全部抗体呈阴性，高危组介于两者之间，这种情况很少会出现（如果有的话）。在人类疱疹病毒 8 型的案例中，早期的研究似乎证实了病毒在非洲（但不仅仅是乌干达），在艾滋病患者（发展出卡波西肉瘤之前）中传播更为广泛。

几乎在所有肝癌患者身上都发现了乙型肝炎病毒抗体，而在全球，有三亿人检测出乙型肝炎病毒抗体，其中只有一小部分（估计 150 万）将发展为肿瘤。同样，几乎所有非洲伯基特淋巴瘤患者的 EB 病毒抗体都呈阳性，但几乎所有非洲儿童以及全球大约 95% 的成年人也一样呈阳性。然而，这类肿瘤患者血液中抗体的水平是不同的——肿瘤患者的抗体水平是无肿瘤者的十倍左右。

虽然这些研究表明几乎不存在未感染者患上肿瘤的情

况，但这并不能确凿地肯定或否定病毒与癌症的关联。由于这些病毒大多传播极为广泛，上述研究说明的是，如果病毒确实会导致肿瘤，那么二者一定是更为复杂的关系，而非简单的等式：病毒感染 = 癌症。

病毒存在于肿瘤细胞中吗?

接下来要证明的是，所有肿瘤细胞中都含有病毒的遗传物质。这项任务在如今变得很容易，灵敏的分子探针可以探测到被测试病毒的 DNA 或 RNA。然而，有些科学家认为，病毒感染细胞，使其成为癌细胞后就再次离开，像
黑夜里的小偷一样不留痕迹。这种情况的前提是病毒对 172
细胞的影响是不可逆的，且会在细胞分裂时传给子细胞。这一点从未得到证实，但即便不是不可能，也是极为困难的。

病毒能否使正常的细胞生长?

你可能会以为，在实验室里，一种会将正常细胞转变为癌细胞的病毒对这些正常细胞产生了一定的影响，由此便可以测试正常细胞能否在培养液中生长。对于 EB 病毒而言，这很容易操作，实验结果也很显著。在伯基特淋巴瘤中发现的异常细胞是 B 淋巴细胞，在培养系统中通常 1～2 周后死亡。但是，如果它们在感染 EB 病毒之后再在

相同条件下培养，它们会立即开始生长和分裂，成为不死之身并形成细胞系，据我们所知，这些细胞系会永远持续生长。

遗憾的是，对于其他人类肿瘤病毒而言，这种实验的难度就大多了——要么病毒很难大量获得，要么实验所需的正常细胞在培养液中无法存活。这两个问题均适用于人类疱疹病毒 8 型。最近的另一种方法是，将病毒的单个基因插入人工培养的细胞中，观察它们对细胞生长的影响。例如，人乳头状瘤病毒 16 型和 18 型的 E6 和 E7 基因可以使人类上皮细胞在培养液中无限生长，而同样来自乳头瘤病毒的、只引起良性疣的基因则不能。

病毒会在动物身上引起肿瘤吗？

如果在动物模型中能证明疑似人类肿瘤病毒会引起相
173 同类型肿瘤，就增加了怀疑的可信度。但要证明这一点可能很难，因为许多病毒只感染一个物种（在这个案例中是人类），而且即使病毒真的跨越了物种间屏障，通常也只会感染近亲动物。这可能就意味着要以价格昂贵、难以饲养和处理，且往往是受保护物种的猴子作为实验对象。例如，EB 病毒会在棉冠狨（南美洲的一种濒危的小型猴）身上引发肿瘤，因此只有在豢养的条件下才可用于实验。同样，乙型肝炎病毒只会感染人类近亲的物种，如黑猩猩。现今，出于各种各样的原因，这类实验频频受阻。

第二种办法就是观察相关病毒是否会在其自然感染的动物身上引起类似的肿瘤。例如，鸭子和土拨鼠都有自己的肝炎病毒，可引发肝癌。然而，一般来说，大多数动物如大多数人类一样，都会对自身携带的引起肿瘤的病毒产生抵抗力。

有了上述的部分或全部的证据，人们可能会认为是病毒导致了特定类型的肿瘤，但还无法说明病毒是如何引起肿瘤的。这里需要回答的最重要的问题是：病毒是**如何**将正常细胞变成肿瘤细胞的？我们还不知道这个问题的完整答案，但是利用新的分子技术，我们肯定会越来越了解这个细胞转变的过程。

失去控制

癌细胞是完全失去了控制的细胞。它们不遵守正常细胞所遵循的任何规则，只是无休止地分裂，不顾一切地挤
压、入侵，破坏正常组织。因此，在我们了解癌症是如何 174
发生的之前，我们必须解决“正常细胞是怎样被控制的？”这个问题。例如，是什么让一个细胞决定分裂，又是什么让它停止分裂？要阐明这一点，皮肤就是最好的例子，因为它与我们的身体完美贴合——我们生来就拥有一层紧致

的皮肤，随着我们的成长，它也一起成长。当我们试图移动时，它不会拉伸得很厉害，像一个充气过度的气球那样，也不会裂开；它也不会松弛到像癞皮狗一般挂满褶皱。皮肤细胞数量的增加旨在覆盖我们不断生长的机体，如果皮肤表面出现了一个洞，那么细胞就会从侧面向内生长，直到洞口修补完成，然后再次停止生长。为何？是什么控制着它们？

细胞会对周围环境发出的一系列化学信使或信号做出反应，这些化学信使或信号告诉细胞应何时分裂，何时休息。这些信号由一个细胞发出，并由另一个细胞表面的一系列受体接收。当皮肤受损，损伤的皮肤细胞会释放一种化学物质，寻找并锁定周围细胞的受体。这个对接装置通过细胞质将信号传递给细胞核。细胞核是细胞的控制中心，它向细胞发出细胞分裂的指令，直至修补完成为止。然后，再告知细胞停止分裂。通过信号指示细胞启动分裂的这组基因被称作细胞周期进展基因，或致癌基因。那些对抑制性信号做出反应，停止细胞分裂的基因则被称作肿瘤抑制基因。

176 在正常细胞中，这两组基因的作用相互平衡，阴阳相济，从而形成精确调控系统。但是，如果致癌基因长期被开启并对正常的控制没有反应，那么细胞将持续分裂下去。同样，如果一个肿瘤抑制基因失去活性并永久性关闭，结

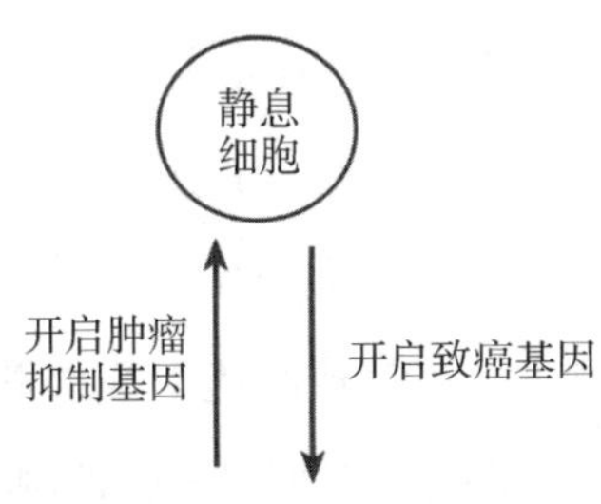

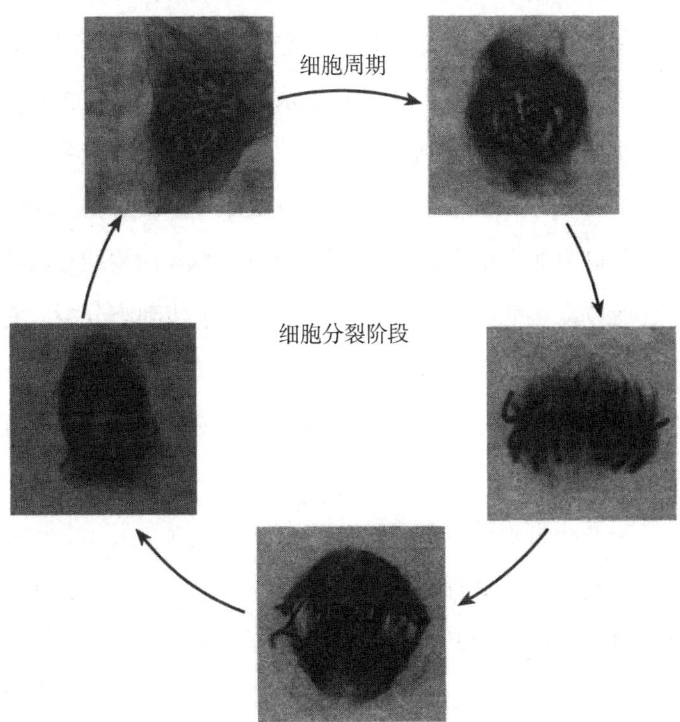

图 5.2　细胞分裂的控制。细胞是分裂还是保持静止状态，是由它接收到的、作用于它的致癌基因和肿瘤抑制基因信号之间的平衡决定的。当致癌基因被开启时，细胞就会分裂。当肿瘤抑制基因被开启时，细胞将停止分裂。

果也是一样的——细胞会不停地分裂。从细胞表面的受体，到细胞核中的基因，任何化学途径的功能失常都将产生同样的效果。因此，将正常细胞变成持续分裂、无法停止的细胞的方法有很多。这是癌细胞形成的开端，肿瘤细胞为达到自己的目的，篡改了宿主复杂的控制机制。

所有的肿瘤病毒都会干扰控制细胞分裂的信号平衡，从而促使细胞更快速地增长。但它们这么做并不是因为它们想引发肿瘤；毕竟，如果肿瘤杀死了宿主，病毒将沦为无家可归的难民，直到它找到下一个可以寄居的宿主。但由于病毒的最终目标是复制自己的遗传物质，它需要酶，也正是宿主细胞在分裂过程中复制自身 DNA 时要用到的物质，所以众多病毒进化出各种巧妙手段来使细胞分裂。它们能够影响从细胞之外到细胞核内部的基因，病毒几乎可以影响这些化学途径的任意一步。病毒越大，它的影响也就越大。

一些小型逆转录病毒，如禽白血病病毒，实际上携带的是它们自己的病毒性致癌基因。一旦它们的遗传物质转化成 DNA 并成为细胞 DNA 的一部分，这种致癌基因就会像细胞基因一样，迫使细胞分裂。但这种直接的方式是很罕见的，人类逆转录病毒 HTLV1 使用的则是不同策略。它
177 让受感染的细胞在其表面表达受体，结合了生长因子，后者负责刺激受感染的 T 细胞进行分裂。EB 病毒携带的基因

会刺激细胞自身的致癌基因发挥作用。同样，大型的痘病毒会制造自己的生长因子受体，表达于宿主细胞表面，如同细胞蛋白一般充当着生长因子钥匙的锁。但痘病毒不会致癌，而且幸运的是，不是所有能使细胞分裂的病毒都是肿瘤病毒。如果像痘病毒一样，诱导细胞分裂使病毒得以完成生命周期并产生新的病毒，那么细胞通常会死亡，而死亡的细胞无法形成肿瘤。

最危险的是那些在细胞内建立隐性或潜伏感染，并长期——通常是数年——留存在细胞内而不被发现的病毒。例如，人乳头瘤病毒（HPV）居住在皮肤底部的细胞中，当细胞分裂时，病毒DNA一同分裂，并将其副本传送至每个子细胞。最终，病毒DNA可能会被细胞的某条染色体错误地捕获，然后病毒就会整合到人类基因组中。对于人乳头瘤病毒而言，这是肿瘤形成过程中至关重要的一步。

死亡之吻

就像携带毒胶囊以备绝境时使用的秘密特工一样，细胞也有一套具备自动保险功能的自毁机制，称作程序性细胞死亡或细胞凋亡。“凋亡”一词意为“叶子的脱落”，该词是由英国阿伯丁大学阿拉斯泰尔·柯里爵士领衔的团队创造的。他们首先发现了这种特殊的细胞死亡方式。[8]

细胞凋亡最初可能是为了清除体内有害的病毒而进化出来的，这样一来，感染病毒的细胞还没来得及产生成千
178 上万的新病毒就死亡了，可以阻止感染扩散至全身。细胞分裂失控也可能诱发细胞凋亡。例如，当一个细胞接到通知它开始分裂的信号，它却无法获得制造新蛋白质所需的氨基酸，因而不能进行分裂时，它就将死于细胞凋亡。另外，如果细胞的 DNA 严重受损，让其分裂会对整个机体带来危险，那么肿瘤抑制基因也会启动细胞凋亡程序。这一自杀程序会激活细胞的酶，酶使 DNA 断裂，引致细胞瞬间死亡。短短三十分钟内，细胞遭到不可逆的破坏，并迅速被路过的巨噬细胞一口吞掉。

在与各自宿主接触的数百万年间，肿瘤病毒与非肿瘤病毒都进化出了说服细胞抵抗凋亡的方法。和细胞分裂一样，细胞凋亡也有许多积极的（死亡或自杀）和消极的（存活）控制基因，相互之间保持着微妙平衡。而病毒照样拥有影响它们的复杂方法。一些病毒，例如 EB 病毒，通过携带自身的细胞存活基因或激活细胞内的存活基因来阻碍细胞的程序性死亡。另一些病毒，如腺病毒，则抑制细胞的自杀基因。无论采用何种方法，殊途同归——让受感染细胞存活时间足够久，维持一种有效的或潜伏的感染。这足以成为肿瘤发展过程中的一个关键事件。

大逃亡

尽管名为肿瘤病毒，但大多数肿瘤病毒在普通人体内建立的终生感染并不会造成任何伤害。但部分是因为宿主免疫系统对病毒施行了有效控制（正如我们在第四章看到 179
的），持续性病毒必须低调行事，才能留存在宿主体内。因此，由病毒引起的肿瘤在免疫系统异常的人群中更常见，也就不足为奇了。一直以来，都有一小部分人由于先天性遗传疾病而有免疫系统缺陷，但最近，由于器官移植和癌症治疗的成功以及艾滋病流行，免疫功能不全的人数大大增加。

杀伤性 T 细胞沿着人体的一条条大路和小路来回巡逻，寻找问题。它们能够认出属于机体自身的物质，接受之，同时清除任何外来物，如被病毒感染的细胞。对于杀伤性 T 细胞而言，移植器官无论与其新主人多么匹配，都是外来物，因而会被标记为摧毁目标（除非该器官来自同卵双胞胎）。为了解决这个问题，患者在接受器官移植后会服用一种抑制杀伤性 T 细胞的药物。然而，这些药物无法区分杀死移植器官的 T 细胞和抗感染的 T 细胞——前者需要被灭活，后者却需要正常运作。所以，接受器官移植的患者更容易受到感染，因为病毒可以逃过机体的免疫控制。

它们的机体在感染和新器官破坏之间处于平衡状态。

移植接受者会遇到持续性病毒感染这种特殊的问题，这些病毒要么在移植前就已存在于他们体内，要么实际上是在移植过程中由捐赠者传染的。其中一些病毒（如 EB 病毒、人乳头瘤病毒和人类疱疹病毒 8 型）都是潜在的肿瘤病毒，所以，一旦增加免疫抑制药物剂量以保护移植器
180 官，针对病毒的免疫力就会下降，肿瘤发生的风险也随之上升。这正是本章开头那个虚构的故事中，杰茜卡·弗伦奇在接受心脏移植手术后所遭遇的事。在她的案例中，对应的病毒是 EB 病毒，肿瘤则是淋巴瘤。

稳扎稳打

早期的癌症研究人员不相信病毒会引起癌症，这并不奇怪，因为从表面上看，病毒相关的肿瘤不同于典型的传染性疾病。他们说，癌症通常不会流行，也没有明显的传染性，这是对的。而且，大多数肿瘤病毒在人群中广泛传播，并完全无害地寄生在宿主体内，伴随一生。很明显，感染者比罹患相关癌症的患者要多得多，因为普通病毒与罕见癌症相关。为了解释这一点，从正常细胞发展为癌细胞的多步骤进程理论应运而生。这表明，一个正常细胞要变成一个癌细胞，需要的是多个而非一个异常。这些缺陷

大多是基因事件，它们会影响细胞的 DNA，一点一点让细胞失去约束，从篡改正常的控制机制开始，直到最后所有的改变叠加在一起，一个完全失控的癌细胞便诞生了。

就超过一半的癌症而言，无论涉及的是哪种细胞，肿瘤抑制基因的破坏是上述基因事件之一，而在病毒相关的肿瘤中，则是肿瘤病毒感染。这使得外来基因进入细胞，扰乱细胞的控制机制。虽然病毒感染本身通常并不足以驱
使细胞生长失控，但它是导致癌症的一系列事件中的关键 181
一环。

所以，肿瘤病毒比与其相关的癌症更为常见的原因是，在一个细胞中出现所有必需异常的概率实在微乎其微。一些肿瘤之所以存在地域性，往往是因为这些地区同时具备肿瘤发生所需的两种或两种以上的要素。

例如，EB 病毒非常常见，感染了全球大约 95% 的人口，但要发展成伯基特淋巴瘤还需一个辅助条件，即全地方性疟疾，后者只存在于赤道附近的非洲，以及巴布亚新几内亚地区。因此，这些地方就是伯基特淋巴瘤发生的地区。对于这种特殊的肿瘤，涉及染色体开关的基因事件也是必不可少的。包含了细胞癌基因 c-myc 的 8 号染色体意外地重新连接（易位）到 14 号染色体，结果 c-myc 被永久性开启，细胞分裂占据有利局面（图 5.3）。正如我们之前讨论的，“肿瘤病毒 = 癌症”这一等式太过简单化。现在，

就伯基特淋巴瘤而言，已经确定了三个基本事件，因此我们可以这样写：

EB 病毒 + 疟疾 + 反常 c-myc = 伯基特淋巴瘤

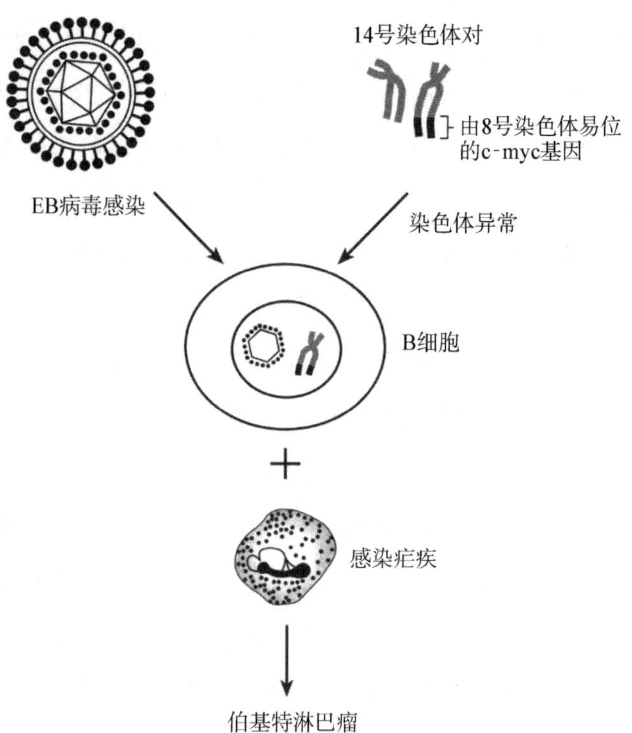

图 5.3 伯基特淋巴瘤的逐步演变。将正常 B 淋巴细胞转变为伯基特淋巴瘤细胞的变化包括了 EB 病毒感染和 B 淋巴细胞中所涉 c-myc 癌基因的易位，以及宿主的慢性疟疾感染。在这种情况下，如果不及时治疗很快就会有生命危险，但及时介入化学疗法治愈了许多病例。

可能还存在其他异常，但还未被发现。此外，目前还不知晓在这种情况下疟疾的确切作用，也不清楚 c-myc 染色体易位是如何发生的。但至少我们已经开始注意到这个过程有多么复杂，而这有助于规划未来的预防和治疗策略。

在形成癌症的这一多步骤进程中，个个都很罕见的异 182
常情况十分缓慢地累积着，不仅解释了为什么感染特定病
毒的人群中只有少数患上了相关的癌症，也解释了在初次
感染与发展为癌症之间为何会有如此之长的时间间隔。以 183
肝癌为例，从感染乙型肝炎病毒到癌症出现可能间隔长达五十年，在此期间的某个时候，病毒 DNA 整合到了细胞 DNA 中。因此，在乙肝携带者中，肝癌更常见于感染发生在生命早期的人群，尤其是那些在出生前、出生过程中或出生后不久感染的人。在东南亚，乙肝携带者人数众多，这意味着病毒在出生前后由母亲传染给婴儿很常见，因此该地区肝癌的发病率非常高。另一个被认为与肝癌发展相关的因素是黄曲霉毒素 B1 的摄入。这种毒素是由一种生长在潮湿环境下储存的谷物中的名为黄曲霉的霉菌产生，对于动物来说，它是已知的毒力最强的致癌化学物质之一。

治愈的希望？

关于病毒参与肿瘤生长的发现，开辟了一些潜在的新

的治疗可能性，其中大多涉及对免疫系统的控制。最明显也最直接的做法就是首先要预防病毒感染。如果病毒感染是肿瘤发展的必要步骤，这样一来，肿瘤便不会发生了。这一策略在预防马立克氏病方面取得了极大成功，该病是由一种疱疹病毒引起的鸡类的肿瘤，过去常对家禽造成毁灭性打击。

匈牙利病理学家约瑟夫·马立克于1907年首次描述了这种疾病，尽管他怀疑它是由一种传染性病原体引起的，
184 但他始终未能证明。之后，许多人尝试将该病从一只鸡传染给另一只，但实验结果都没什么说服力，因为尽管他们的实验鸡得了肿瘤，但一些未被人工感染的对照组的鸡也得了肿瘤。

直到1960年，亨廷顿郡的霍顿家禽研究站的彼得·比格斯开始研究马立克氏病，对几组孤立的鸡只进行了精密的控制实验，才最终证明了马立克氏病能够从一只鸡传染给另一只鸡。不寻常的是，这种疾病只能通过整个肿瘤细胞进行传播，而不能通过肿瘤提取物传播。无论比格斯如何努力，都无法制造出具有传染性的无细胞的肿瘤提取物。因此，批评者说，他只是将肿瘤细胞从一只鸡转移到另一只鸡体内，病毒根本就是没影儿的事儿。作为回应，比格斯设计了一系列巧妙的实验，他将雄鸡的肿瘤细胞传染给雌性接受者，反之亦然。然后，他研究了由此产生的肿瘤

的染色体，观察它们是 XX（雌性）还是 XY（雄性）。在几乎所有的病例中，新肿瘤的染色体与接受者而非注入的肿瘤细胞的性别一致。这证明，由肿瘤细胞释放的传染性病原体是关键成分，是它感染了受体鸡。批评声消失了。这也使他确信病毒参与其中，即使他无法将其从感染的细胞中分离出来。最终，1967 年，比格斯实验室的工作人员成功地在组织培养中感染了鸡肾细胞，它们复制出了足够多的病毒，能够在电子显微镜下观察到。工作人员鉴定出这是一种疱疹病毒。[9]

我们现在知道，在一次自然感染后，鸡的羽毛囊上皮细胞产生大量马立克氏病病毒。该病毒具有高度传染性，通过被污染的草垫以及呼吸途径即可从一只鸡传播给另一只鸡。于是，该病毒迅速席卷整个鸡群，正因如此，在马 **185**
立克早期的传播实验中才有了被感染的对照组的鸡。

在发现这种新的疱疹病毒后，比格斯的任务是证明这种病毒确实导致了马立克氏病，而不只是存在于肿瘤细胞中的一种无关的过客病毒。[1] 与此同时，研发疫苗的工作也开始了，而故事也在此发生了一个惊人的转折。比格斯研究室的一名参与疫苗生产研发的研究人员带着一些病毒

---

[1] 过客病毒，一种经常在病变组织（如肿瘤组织）中发现的病毒，但它并不是导致这种疾病的原因。

离开了，他迅速成立了一家公司，生产自己的疫苗。1971年，他的疫苗上市了，并在预防马立克氏病方面大获成功。[10]这种相当不体面的行为震惊了当时的科学界，却也让他发了财，而分离出病毒的霍顿家禽研究站尽管拥有疫苗的专利，但并没有获得经济上的利益。

通过疫苗预防乙肝传染的前景最初看起来很渺茫。尽管自 1982 年起已经有了安全且有效的疫苗，但是每疗程一百美元的价格太过昂贵，以至于仅在西方国家被使用，而各国政府和世界卫生组织等国际组织都无力向最需要它的撒哈拉以南非洲和远东的国家提供疫苗。于是，一个由权威科学家组成的国际工作小组开始向疫苗制造商施压，要求他们降低价格，并说服各国政府认识到问题的严重性，游说国际组织提供资金。[11]幸赖他们的努力，世界各地都已制订了乙肝疫苗接种计划，世界卫生组织也确立了目标，在可预见的未来完全消灭该病毒。

预防人乳头瘤病毒 16 型和 18 型的疫苗正在研发当中，
186 很有可能，再过不到十年，儿童就能获得免疫，预防这种可能在 30～50 年后的人生中发生的生殖器癌症。这将对医疗卫生产生重大影响，因为宫颈癌是女性最常见的致命癌症之一。然而，眼下我们面对的是已患有癌症并急需治疗的患者。在这个阶段，接种疫苗有用吗？

患有乙型肝炎病毒和人乳头瘤病毒等病毒引起肿瘤的

患者都拥有可正常运作的免疫系统，但仍有病毒设法逃过了杀伤性T细胞的锐眼，这可能是因为肿瘤细胞没有表达足够多的病毒肽。在这种情况下，也许可以提高患者自身的免疫力，从而打破平衡，说服杀伤性T细胞去消灭肿瘤。这就是正在进行的试验背后的理论基础，在试验中，宫颈癌患者接种了一种病毒，该病毒经过基因改造，不能在人体内生长，但会产生高水平的病毒蛋白，这种病毒蛋白在肿瘤细胞中仅以低水平存在。研究人员希望这可以增加T细胞的数量，以识别并杀死肿瘤细胞。[12]

在其他情况下，正如我们已经讨论过的，病毒相关的肿瘤发生于免疫力较弱的人群，其肿瘤细胞可能表达病毒蛋白，而这些病毒蛋白在正常人体内正是杀伤性T细胞的触发器。所以，要做的就是重建失效的免疫系统；这在器官移植患者身上有时也可能实现，方法是减少免疫抑制药物的剂量，让T细胞恢复正常功能。然而，医生常常发现自己陷入第二十二条军规的两难境地——要么摄入太多免疫抑制药物而导致肿瘤生长，要么摄入太少以致肿瘤萎缩并死亡，但移植而来的至关重要的心脏、肺或者肝脏也就没了。唯一可以失去而不会带来致命后果的器官是肾，病 187
人和医生可能会觉得完全停用药物，牺牲移植的肾以消除肿瘤是值得的。

如今，只识别并杀死感染EB病毒的细胞的杀伤性T

细胞克隆已可以在实验室中培育。田纳西州孟菲斯圣犹达医院的医生团队率先使用这种细胞治疗患上由EB病毒引起的肿瘤的骨髓移植患者，[13] 但目前这一治疗过程太过耗时且昂贵，无法作为常规治疗手段。不过，杀伤性T细胞可保存于冷库中，因此，等到某一天这种"备用"手术变得司空见惯时，每一个患者都会在移植手术进行之前将他们的能够识别所有麻烦病毒的T细胞储存于冷库中，用于日后对抗感染。

自1964年发现首个EB病毒以来，又发现了五种与人类癌症相关的病毒，而且可能还有其他几种病毒等待被发现。虽然在大多数情况下，病毒感染只是一个正常细胞转变为癌细胞所需的几种"临门一脚"之一，但是它能够作为肿瘤治疗的靶点。许多正在试验中的新治疗方法给医学领域带来了希望，在该领域中，基础医学的巨大进步即将转化为对病人的帮助。下一章将探讨任由我们支配的用来对抗病毒的其他攻击方法。

第六章　寻找治愈方法

南希·哈里森是一家繁忙的大学生卫生室中的一名全 189
科医生。每天早上，在步入诊室的途中，她会经过一排排等着找她看病的学生，他们有各种各样的问题，从感冒、咳嗽，到考试压力和抑郁，不一而足。这个周一的早上也不例外。她看诊的前两个病人，症状极为相似。

约翰和彼得是生物学专业一年级学生，彼此很熟。他们俩都觉得喉咙痛、乏力，而且气色很差。两个人都出现发热，并伴有颈部腺体肿大。哈里森医生给予两人同样的治疗，即她从经验中学到的可以减少他们就医次数的方式。她给他们测量了体温，检查了喉咙，然后告知他们感染了。在他们这个年纪，最有可能的感染是腺热，所以她采集了血样用以化验。报告会在 24 小时内出来，所以她嘱咐他们两天后复诊。同时，她给他俩都开了青霉素，告诉他们用阿司匹林水溶液漱口来治疗喉咙痛，并且好好休息，直到感觉好些为止。

一切按常规处理，但化验结果着实令人大吃一惊。虽然彼得和约翰的症状非常相似，但实际上是由完全不同的
190 微生物引起的。彼得的腺热检测呈阳性，但约翰不是。约翰于周三回到了诊室，他已经感觉好多了；青霉素确实起效了。彼得没来诊室，哈里森医生便给他打去了电话。是他的女朋友凯伦接的电话，她说“他病得太重，去不了诊室了”。

周三下午，哈里森医生去探视了彼得，发现他卧床不起。他仍然发烧、喉咙痛，但最主要的是感到极度疲惫，甚至连坐起来都觉得吃力。他依靠凯伦给他递水，自己无法进食任何东西。哈里森医生认为彼得能很快恢复，她告诉他，对于他的感染没有有效的治疗方法，只能遵从疾病的自然病程发展——通常是 3～4 周。即使病程结束，患者往往也要经历一段疲劳期，这使得恢复健康的过程会更慢一些。她给他开了一片治喉咙痛的止痛药，嘱咐他继续喝水，约好过一两天再与他联系。哈里森医生回到诊室后给彼得的教学主任传了一条简讯，告诉他彼得患了腺热。

到了周末，约翰已经完全康复，回到了教室。然而，彼得仍然躺在床上，毫无力气。但止痛药起作用了，所以他正努力吃点东西。又过了一周，他才勉强有力气起床穿衣。第三周，他试着去上课，但一两个小时后就无法集中

注意力，他开始担心起自己的学业来。

两周后，期末考试即将来临，大多数学生都奋战至深夜，可彼得能撑过整个白天就很不错了。晚上一回到家，他就倒在床上。他去找教学主任，主任安慰了他。腺热在
学生中很常见，众所周知它会引起长期的疲劳；他只需尽 191
自己的努力考试，他的病情在评分时会考虑在内的。

就这样，在第一次找哈里森医生看病的四周后，约翰已经将他的感染抛诸脑后并全力备战期末考，彼得仍在与晚上的疲劳和白天的注意力不集中做斗争。他们的经历之所以截然不同，是因为约翰患的是细菌性喉咙感染（可能是链球菌所致），而彼得感染的是一种病毒（EB 病毒）。诸如青霉素这样的抗生素可以杀死细菌，而对于大多数病毒感染来说，就没有这样有效的治疗方法了。

清洁真的那么重要吗?

苏格兰细菌学家亚历山大·弗莱明（1888—1955）对于人体对细菌感染的抵抗力很感兴趣。他研究的是一种能引起疖和脓肿的细菌——葡萄球菌，将其置于琼脂（一种放置在浅圆盘子里的凝胶状营养物）上进行培养。他的邋遢是出了名的，在他位于伦敦圣玛丽医院的实验室里，到处堆满了培养皿，都已放了几周了。1928 年 8 月，他度假

回来，迎接他的是一堆无人打理的葡萄球菌培养皿。在丢弃之前，他仔细地将它们检查一番，其中一个引起了他的兴趣。这个培养皿被霉菌污染了，考虑到他的工作环境，这并不稀奇。但引起他注意的是，霉菌周围的一片琼脂区域的葡萄球菌菌落消失了。出于好奇，弗莱明在液体培养基中培养了这种霉菌，随后，他发现，这是一种新的真
192 菌——点青霉菌。更重要的是，他发现这种真菌产生的一种物质能在杀死细菌的同时让人类细胞保持存活。弗莱明意识到，这有可能可以用来治疗细菌感染，于是他尝试从霉菌中提纯活性成分。但是，由于没有成功，也没有得到上级的支持，他很快便放弃了这个项目。

大约过了十年，在牛津大学工作的霍华德·弗洛里和他的同事们最终提纯青霉素。1941 年，牛津当地的一名警察接受了历史上首次青霉素注射。他患了葡萄球菌败血症——一种血液感染，在当时是致命的疾病。经过治疗，他的病情有所好转，但不幸的是，在他痊愈之前，青霉素的储备耗尽，他随后去世了。到 1944 年，青霉素得以大规模生产，及时挽救了无数伤口感染的“二战”伤兵的性命。

弗莱明的邋遢与好奇心独特地结合在一起，导致了青霉素的发现，预示着抗生素时代的来临。曾经致命的感染性疾病第一次得到了治愈，这对死亡率产生了巨大的影响。

接下来的二十年见证了抗生素的爆炸性生产，现在已有数百种天然的与合成的化合物，能有效对抗几乎所有类型的细菌。理论上，在这样的大规模化学武器的攻势下，细菌应该已经全面投降了，但实际上，它们依旧繁衍旺盛。这是因为细菌繁殖速度非常之快（它们的数量每二十分钟就翻一番），可以频繁突变。如果在抗生素治疗期间出现耐药性突变体，那么该突变体就会具有选择优势，并很快占据上风。

在过去的五十年里，随着抗生素的广泛使用以及滥用，我们面临越来越严重的细菌耐药问题，结核杆菌、沙门菌、
葡萄球菌这样的重要病原体目前均出现了多重耐药性。警 193
钟已敲响，有人预测，抗生素时代即将终结。

抗病毒时代

抗生素的英文“antibiotic”意为“破坏生命”，而青霉素及其后的衍生物合成都是通过抑制细胞壁的合成来杀死细菌。细胞壁结构为细菌所特有，因此，抗生素选择性地针对细菌，而对其余的细胞相对无害。

病毒不是细胞。当它们在细胞之外时，便是病毒颗粒；当它们感染细胞时，实质上成了细胞的一部分。所以，抗生素对病毒的作用与其对细胞的作用一样，微乎其微。

因为病毒生长与细胞生长密切相关，直到最近，许多科学家仍认为，任何破坏其中一方的东西必然会破坏另一方，选择性地杀死病毒是一个不可能达成的目标。但在过去的二十年里，这种悲观主义被证明是错的；现在市面上已有数种安全的抗病毒药物，我们正处在一个相当于五十年前抗生素时代之初的曙光时刻。

抗病毒药物通常瞄准病毒特有的对其生长至关重要的蛋白质而发挥作用。起初，这些药物往往是在探索新的癌症治疗方法的过程中偶然发现的，但现在至少已经知道了一些病毒利用的分子作用通路，合理的药物设计可以瞄准特定的病毒蛋白。

阿昔洛韦是第一种可用的抗病毒药物。它可以有效对抗绝大多数的疱疹病毒，尤其适用于口腔和生殖器疱疹（由单纯疱疹病毒引起），以及带状疱疹（由水痘-带状疱疹病毒引起）。这种药物非常安全，有特殊风险的人群可长期
194 服用，以防令人不快的疱疹感染的复发。但长期使用会产生对阿昔洛韦有耐药性的突变疱疹病毒，这与细菌对抗生素产生耐药的方式如出一辙。幸运的是，到目前为止，突变体要比非突变体弱一些，而且尚未在人群中传播。目前，美国的复发性生殖器疱疹患者中只有大约十分之一的人使用阿昔洛韦，但在利用数字模型预测了耐药突变体的传播之后，科学家预估，即使仅有一半感染者服用该药物，每

一例耐药性病例仍然可以预防五种新的感染。[1]

针对流感病毒感染也有可用的抗病毒药物，尽管安全，却不常使用。这可能是因为难于判断何时以及如何使用它们。它们和疫苗一样能有效预防流感，因此在流感流行期间可用于老年人和慢性病患者。另外，也可以在症状出现时立即服用，能使病程缩短一天左右。这将减少缺勤情况的发生，为雇主带来巨大的经济效益，但对一直以来都在为高风险患者接种疫苗的医生而言，并不是特别有吸引力。

谁在掌控局势?

在 1993 年的国际艾滋病大会上，治愈 HIV 感染的前景黯淡无光，气氛凝重，但到了 1996 年，气氛完全变了。此时，乐观情绪高涨，一些记者预测艾滋病流行即将结束。当时的热门词是“三联疗法”，自 1983 年以来，HIV 感染
似乎第一次有了治疗的可能，西方国家的艾滋病死亡率也 195
在下降。这一了不起的革命的到来，缘于艾滋病医生借鉴了癌症医生的经验，开始同时联合应用两种或三种抗病毒药物，而不是单一用药，来治疗 HIV 阳性患者。

有两种酶对 HIV 的生命周期至关重要：确保其有效感染和生长的蛋白酶，以及将病毒 RNA 转化为 DNA，从而整合到宿主染色体中的逆转录酶。这两种酶现在都是抗病

毒药物作用的靶点，抗病毒药物可将两种酶清除，使病毒无法活动下去。

最早的药物针对的是逆转录酶，尽管它们在刚开始使用时有一定的疗效，但病毒很快出现耐药的变异形式，使进一步治疗变得无效。现在，有了多种药物能有效对抗 HIV。关键在于，须在疾病早期使用能够有效抑制病毒生长的联合用药。只要药物发挥作用，病毒就不会生长，也不会产生逃避免疫的突变，感染就能保持稳定。治疗试验表明，同时使用包含至少两种蛋白酶抑制剂和一种逆转录酶抑制剂的三种药物联合方案是阻止疾病发展的最佳保障。这种药物联合通常被称为高效抗逆转录病毒治疗（HAART）。

监测病毒载量（即血液中 HIV 的数量）可以使医生了解药物对感染的控制效果，CD4 细胞水平则反映免疫系统的应对情况。如果病毒载量上升，CD4 细胞数量下降，便要考虑换一种药物组合。1996 年，当医生们报告称许多接受联合治疗的病人未检测出病毒载量时，引起一片狂
196 喜，将 HIV 从机体彻底清除和治愈艾滋病有了可能。现在回想起来，这种喜悦显然为时过早——要想清除机体中整合到宿主染色体的病毒并非易事。使用更加敏感的新的检测方法可在人体内的很多地方检测出残留的病毒，特别是 HIV 可能隐藏的淋巴腺和大脑，甚至是血液。不过，使用

HAART 的确可以阻止 HIV 感染的发展，现在，HIV 感染的长期幸存者比以往任何时候都要多。

尽管如此，仍有相当数量的 HIV 阳性患者发展为艾滋病；事实上，其数量如此之多，以至于许多医生认为我们使用 HAART 只是在争取时间。治疗失败有时是因为病毒逃逸，产生突变；这种失败只是因为人们无药可治。但在其他时候，问题在于病人不遵医嘱，而不是病毒突变。这些人就是不服用药物，要么是因为严重的副作用，要么是因为每日要服用的药片太多，无法跟上疗程的进度。即便选择最简单的一种治疗 HIV 的药物方案，每天也要服用十片药片，而完整的三联疗法的药片可能达到三十片。除此之外，很常见的情况是，许多患者还必须服用预防机会性感染的药物，因此每天服用的药片多达四十片，而且可能都是在不同的时间，以不同的频数服用。

HAART 令人不舒服的副作用包括恶心、呕吐、腹泻，但更严重的是长期服用蛋白酶抑制剂对机体造成的影响。患者反映说，由于身体脂肪重新分布，他们的体形发生了改变，末端（脸、四肢和臀部）消瘦，但中心肥胖。这通
常会引起腹部和胸部增大，并形成“水牛背”，即颈部后方 197
突出一块脂肪，在衣领收紧时令人困扰，但发展到最后它会有损形象。更令人担忧的是血液中胆固醇和甘油三酯的升高——这些脂肪容易引起高血压、心脏病以及糖尿病。

确实，HAART 并不完美，我们迫切需要更多的抗病毒药物来对抗这位最顽固的攻击者。但是，尽管存在这些问题，HAART 仍是一个重大突破，而且肯定是目前可及的治疗 HIV 感染的最佳方案。虽然它的费用昂贵——每个患者每年大约花费 6 000～7 000 英镑，但艾滋病医生认为这是划算的，因为它能让患者保持健康。因此，艾滋病患者需要的医院床位越少，其他机会性感染所需的医疗费用也就越低。例如，治疗一例巨细胞病毒视网膜炎的费用大约为每年两万英镑，在引入 HAART 之后，伦敦一家大型的性传播疾病专科医院的新病例从每年四十例降至四例。[2]

但是，这种逻辑只适用于西方国家。昂贵的费用阻碍了抗病毒药物在发展中国家的使用，并引发了一场激烈的伦理辩论。1994 年，一项在美国和法国进行的试验表明，对感染 HIV 的孕妇及其新生儿使用抗病毒药物齐多夫定（AZT）进行强化治疗，可使婴儿的感染率降低三分之二。该试验是随机对照试验，同意参加试验的孕妇中，随机选择一半接受 AZT 治疗，另一半未接受抗病毒治疗，然后比较其婴儿感染 HIV 的发生率。AZT 治疗导致感染率急剧下降，因此提前终止试验，并在此后将 AZT 作为 HIV 阳性孕妇标准治疗的一部分。但是，在亚洲和撒哈拉以南的非
198 洲地区，估计不久将会有六百万 HIV 阳性的孕妇，这种治疗对她们来说太过昂贵，无法实现常规使用。

继美国 / 法国的试验之后，至少 18 个类似的实验得以规划，涉及约 17 000 名 HIV 阳性孕妇。其中的 15 项试验（9 项由美国赞助）将在发展中国家进行，其对照组的患者不使用任何抗病毒药物。相比之下，即将在美国进行的两项试验中，所有病人均可无限制地获得抗病毒药物。只有一项由美国赞助的计划在泰国进行的试验中，为所有参与试验的妇女提供抗病毒药物，并将疗程更短（也因此更便宜）的 AZT 与最初美国 / 法国试验中使用的类似方案的效果进行比较。

《新英格兰医学杂志》上发表的一篇文章强调了这个问题，标题为“为减少发展中国家 HIV 在围产期的传播而进行的不道德的干预试验”。该文指出，这 15 项试验“明显违反了最近专门为解决与发展中国家研究有关的伦理问题而制定的准则”。[3] 根据这些准则，“所采用的伦理标准的严格程度不应低于在（赞助）国进行的研究案例的伦理标准”。

这篇文章引起了美国和欧洲热带医学领域资深人士以及一些持有不同观点的非洲医生的强烈抗议。他们认为，西方国家设计的任何一种新的药物治疗方案都必须在发展中国家进行常规对照试验。他们说，因为生活方式的差异可能会产生影响，所以不能单凭西方国家的研究就得出结论。例如，在这种情况下，发展中国家的女性获得的产前

199 保健较少，尤其是开始药物治疗的孕早期阶段；在分娩期间予以药物的静脉输液是不大可能的；母乳喂养，一种已知的 HIV 传播途径，几乎普遍存在。此外，他们还认为，在一个几乎没有人可以获得抗病毒药物的发展中国家，进行安慰剂对照试验（即对照组接受无害且无用的药物）是合乎道德的，因为给予安慰剂的情况要好过没有给药的情况。

这场争议的影响显然超越了 HIV 领域，并将在未来持续一段时间。但是，这已经引发了人们的反思，促使人们精心设计"等效性研究"，正如在泰国进行的研究那样，将两种药物治疗方案进行相互比较，而不是完全不给予药物治疗。

扭转局面

直到 18 世纪，天花都顽固地存在着。这种病毒是所有引起儿童急性疾病的病毒中最致命的一种，其造成的疫情周期性地席卷社区，致使约三分之一的感染者死亡。1715 年，这种病毒感染了年轻美丽的玛丽·沃特利·蒙塔古夫人，尽管她活了下来，但是她的脸上布满了痘疤，眼睛上也没有了睫毛。这一事态的发展使她对天花产生了浓厚的兴趣，并在几年后促成了欧洲首次成功预防天花。[4]

1716 年，玛丽夫人的丈夫爱德华被任命为英国驻土耳其大使。于是，她随同丈夫一同前往君士坦丁堡。在那儿，她看到了天花预防的实际应用，并热情地给她的朋友萨拉·奇兹韦尔写信讲述：

> 天花，在我们当中如此致命又如此普遍，在这儿却是完全无害的，因为人们发明了“嫁接术”，这是人
> 们为它起的术语名。一群老妇人实施了一种手术，她 200
> 们划开病人的一条静脉，然后将针头上的天花毒液尽可能地注入其中。术后第八天，患者会发烧，并因此卧床休息两三天，之后很少出现痘疱。[4]

她指的是“人痘接种”或“接种”，可能起源于中国。
健康人用天花痘刮片接种后，通常会轻微感染，然后获得 201
终身免疫。玛丽夫人坚信这是一种安全且有效的预防方式，因此在1717年给她六岁的儿子进行了接种。七天过后，他发烧了，出现了一百多个痘疱。但这些痘疱结痂脱落后未留下一点疤痕，试验取得了圆满成功。

1721年，玛丽夫人回到英国后不久，一场严重的天花疫情暴发，她利用自己在上流社会的地位，呼吁人们进行接种。但是，正如下面所引述的她的一封信中写的那样，她显然对医学界能够帮助她完成这项事业没有什么信心，因为他们可以从天花的流行中获得收入：

> 我非常爱国，倾尽全力想让这种有用的发明在英国得到推广，如果我知道我们的医生中有哪位如我想的那样具有美德，愿意为了人类的利益而丢弃他们收入的一个重要来源，我一定会就这件事写信给他的。但是，这场瘟热对他们太有利了，致使他们竟对那些承担起制止瘟热的责任的勇士表示憎恨。无论如何，如果我能活着回来，也许我有勇气与他们开战。[4]

1721 年，玛丽夫人的女儿在几位具有影响力的医生的见证下成功接种，这种做法也由此更加广为人知。威尔士王妃卡罗琳很感兴趣，但很谨慎。在她决定让两个女儿接受这种预防天花的新措施之前，她在纽盖特监狱的六名囚犯身上做了试验。他们自愿接种，因为他们明白，如果一切顺利的话，他们就会被释放，结果确实如此——尽管其中两名囚犯身上没有产生任何症状，可能是因为他们有了免疫。但是王妃仍不满意，她自费给圣詹姆斯教区的 12 名
202 孤儿进行接种，然后才在 1723 年同意给她的女儿们——艾米丽公主和卡罗琳公主——进行接种。此举获得了成功，之后接种便在英国和美国得到广泛开展。1721—1728 年，英国有 897 人接种，其中 17 人死于接种反应；而在同一时期，有超过 18 000 人死于天花。因此，如果所有接种后活下来的人都对天花有免疫力的话，可能是更安全的选择。

然而，接种显然不是完全安全的，也没有被普遍接受。一些医生认为这是在肆意传播传染病，另一方面，因为当时人们普遍认为疾病是来自上帝的惩罚，许多神职人员认为接种干扰了上帝的意志。尽管如此，它还是持续受到欢迎，直到爱德华·詹纳于 1798 年公布了一种更为安全的替代方案的细节。

救命的牛痘

爱德华·詹纳（1749—1823）是一名生活并工作在格洛斯特郡伯克利乡村的外科医生兼药剂师。詹纳对牛痘很感兴趣，牛痘会感染牛的乳房，有时也会传播到奶牛场工人的手上，引起局部水疱和低烧。

在日常的医疗实践中，詹纳做了许多接种，他注意到，奶牛场工人接种后往往没有任何反应。事实上，不管他们过去是否患过天花，他们都表现得好像早已有了免疫力。詹纳推断，一定是牛痘感染使奶牛场工人免受天花的伤害，他决定用一种非常直接和实际的方式进行测试。1796 年，
他给八岁的詹姆斯·菲普斯接种了从当地一名挤奶女工萨 203
拉·内尔姆斯手上取得的活牛痘，几周后，再通过接种活天花来检测他的免疫力。幸运的是，这个孩子仍然很健康，表明他确实对天花具有免疫力。用詹纳自己的话说：

> 在调查偶发的牛痘的过程中，我突然萌发了一个想法，就是效仿天花的方式，通过接种来传播这种疾
> 204 病，并最终实现人传人，这或许是切实可行的。我焦急地等待了一段时间，希望有机会将这一理论付诸行动。终于，时机来了。第一个试验对象是一个名叫菲普斯的小男孩，我在他的胳膊上注入了一点疫苗病毒，该疫苗病毒取自一个被奶牛意外感染的年轻女人的手。虽然男孩手臂上的脓疱与接种天花疫苗之后的情形很相似，但由于不舒服的感觉几乎无法察觉，我很难说服自己天花对于病人是安全的。然而，当他接种后过了几个月，证明他是安全的。[5]

这一历史性的人体试验，以敏锐的实践观察为基础，结合智慧和逻辑推理，跨越了所有的伦理和理论障碍，产生了有史以来最著名和最重要的医学成就之一。

起初，医学界的一些成员反对接种疫苗（也许是出于早些时候玛丽夫人在给萨拉·奇兹韦尔的信中提到的金钱上的原因），但是，可能是玛丽夫人开创性的工作奠定了基
205 础，人们很快认识到了接种疫苗的好处。英国组织了大规模的疫苗接种计划，詹纳的名声也随之传开。1805 年，拿破仑下令，他的所有士兵均要接种疫苗；1806 年，托马斯·杰斐逊总统写信祝贺詹纳：

> 您将名垂千秋。未来的各个民族只能通过历史了解，一直存在的令人憎恶的天花是被您消灭的。[6]

无论是玛丽夫人还是詹纳，他们都不知道他们的特殊的天花预防方式为何以及如何起效，但两种方式都有赖于产生足够的感染来刺激免疫反应，同时又不引起严重的疾病。接种之所以成功，是因为通过一种非自然途径注入了少量的病毒。天花病毒经由皮肤接种至人体内（而不是通过自然的空气传播途径直接进入肺部），开始缓慢传播。当它扩散至全身感染时，抗体和免疫 T 细胞已经准备好控制和消灭它们。名为“痂”的物质是从活跃的天花病例的痘疱中采集而来，并直接用于接种。这个过程即使是由最谨慎的人操作，也存在风险，因为痂一定会引发天花。（正如我们在第一章看到的那样，1763 年，在争夺美洲新领地的过程中，有人故意将污染了天花的“痂”的毛毯分发给印第安部落，造成了毁灭性影响。[7]）

詹纳牛痘疫苗在预防天花方面的成功有赖于两个事实。首先，牛痘病毒与天花病毒非常相似，它们的遗传物质有 95% 是相同的，这足以让人类免疫系统误以为它们是同一
种病毒。其次，牛痘病毒在人类身上只引起轻微的局部疾 206
病，并由此诱发机体对天花及牛痘本身产生终身免疫。天花疫苗是首个利用减毒（弱化）病毒毒株来保护机体免受

更危险的近亲病毒侵害的例子，它比现在对这种策略的普遍使用早了一百多年。

詹纳最先使用的牛痘病毒来自一名已感染的挤奶工人的手，但之后直接通过手对手接种将感染从一个人传染给另一个人。后来，又引入了另一种痘病毒毒株，即痘苗，因为它可以在牛的皮肤上生长，收集后可用于多种疫苗接种。这种痘苗是至今仍在使用的疫苗的母体，但它的起源和它的自然宿主的身份已消失在时间的迷雾中。

尽管疫苗接种很快在西方国家广泛开展，并在预防天花方面取得了显著效果，但并非所有地方都是如此。在非工业化国家，组织疫苗接种计划方面的困难，加上疫苗在高温下的不稳定性，意味着天花在世界范围内仍是一大杀手，直到 1966 年，世界卫生组织启动了消灭天花计划。

普法细菌战

在微生物被确认是感染的病因后的几十年里，一场关于如何最好地利用机体的免疫系统对抗微生物的战斗激烈地进行着。战斗的两名主角是来自巴黎的路易·巴斯德和来自柏林的罗伯特·科赫，他们的竞争也反映了当时各自国家的竞争。德国人试图提纯血清的抗菌性能，而巴斯德
207 和他的追随者们关注的是白细胞在消灭细菌方面的重要性。

巴斯德开创了一种方法，它后来成为制造病毒疫苗的传统方法——使用可诱导机体产生免疫反应却不引起疾病的完整病毒来制造病毒疫苗。

制造疫苗的病毒可以是活的但由于长期在不利条件下生长而毒性减弱（减毒）的病毒，也可以是灭活而失去感染性的病毒。拥有了这些疫苗，现在我们在预防感染方面非常成功，在西方，出生于20世纪70年代中期以后的人甚少得过麻疹、腮腺炎、风疹等传统的儿童疾病，而对于麻痹型脊髓灰质炎的恐惧也已成为一种记忆。

狂犬病疫苗是最早生产的疫苗之一。和詹纳一样，路易·巴斯德在对他所处理的微生物还未有清楚认识的情况下制造出了这种疫苗。他使用的是感染了狂犬病的兔的脊髓，并将其放置在干燥瓶中干燥，从而使病毒灭活。14天后，所有的传染性病毒都被摧毁了，他发现，通过连续14天给狗注射干燥天数逐渐缩短的兔脊髓制剂，可使狗对狂犬病产生抵抗力。在第14天，这些狗接种了完全活性的病毒，没有发展为狂犬病。

1885年，当巴斯德推测自己还需两年才能研制出足够安全的用于人的狂犬病疫苗时，他被说服使用他的疫苗制剂救治一名来自阿尔萨斯的名叫约瑟夫·迈斯特的九岁男孩，这名男孩两天前被一只狂犬病狗严重咬伤。因为小男孩已走投无路，所以巴斯德同意给他注射疫苗，其疗程与给狗注射的疗程相同，最后一剂是完全活性的病毒。和实验中的狗一样，男孩在注射后存活了下来，没有发展出狂犬病。这一成功案例使巴斯德的疫苗名声大噪，被狂犬病动物咬伤的人们从欧洲各地涌来，找他治疗。

是安全，还是遗憾?

208 毫无疑问，免疫接种对全球人类健康产生了巨大的影响。它极大地减轻了世界各国的疾病负担，是消灭全球范围内的原始天花和来自西半球的其他几种病毒感染的关键。但是，疫苗并非完全安全，所以这一巨大成就也有自己的问题。

随着西方国家的儿童传染病逐渐消失在人们的记忆中，疫苗成了自己成功的受害者。由于感染病毒的机会越来越少，人们也越来越无法接受接种疫苗后会出现的概率极小的某一种罕见并发症的可能。因此，对个人来说，从逻辑上说不接种疫苗可能更安全；就天花而言便是如此，即便是在 1980 年天花被正式宣布根除之前。但是，如果西方国家其他任何一种病毒的接种率下降，那么将会出现大量无免疫力的人群，流行病也将卷土重来。因此，在个人与群体的保护之间存在利益冲突。每个人都依赖他人来维持高水平的群体免疫力；那些选择不接种的人，在某种程度上就是其他人身上的寄生虫。

公共卫生服务依靠大规模的疫苗接种以保持国家健康，
因此，疫苗的安全性至关重要。近年来，有很多关于疫苗
的恐慌情绪，有的是有根据的，有的则只是谣言，但如果
这使得父母不愿带孩子去接种的话，那么所有这些恐慌都
具有潜在危险。20 世纪初之前使用的疫苗有时会引起严重
过敏反应（例如狂犬病疫苗），这是因为它们是在动物体内
制备的，难于纯化和标准化。后来，通过将病毒置于母鸡 209
的鸡蛋中进行繁殖，情况稍微得到了改善，但还称不上完
全安全，因为仍含有动物蛋白。这个问题在引进大规模生
产病毒的细胞培养技术后大多都得到了解决——但是又带
来了新的问题。

从 1955 年到 1963 年，用于制备疫苗的脊髓灰质炎病毒和腺病毒都是在恒河猴肾细胞中培育。20 世纪 60 年代，人们从猴肾细胞中分离出了一种名为猴空泡病毒 40（SV40）的新病毒，很快就发现它污染了这些疫苗。虽然用甲醛进行化学处理能有效地灭活脊髓灰质炎病毒和腺病毒，但无法完全杀死 SV40。测试表明，活 SV40 污染了多达 30% 的疫苗批次，接种这些疫苗的人的 SV40 抗体检测呈阳性，说明他们已被感染。

研究 SV40 的人员随后发现，它可在动物身上引发肿瘤，也就是说，全世界有数千万人在无意中感染了一种潜

在的肿瘤形成性病毒——仅在美国就有 9 800 万人接种了被污染的疫苗。研究人员对这群已接种的人进行跟踪，看看他们是否比未接种的人更易患肿瘤，幸运的是，他们没有。但是，这个问题在 1992 年再次浮出水面，当时，在人类骨、肺和脊髓的肿瘤中发现了 SV40 的 DNA 片段，而这些肿瘤正是 SV40 在感染的动物身上所诱发的肿瘤。但是，这项研究充满争议，其意义远未明确。许多含有 SV40 的肿瘤并非来自接种污染疫苗的人，而且其他研究人员也未能在肿瘤中找到任何 SV40 的 DNA。无论最终结果如何，人们已认识到培养的动物细胞可以藏匿潜在的危险病毒，因此将尽可能地使用人类细胞来进行疫苗生产。

210 通常，减毒活疫苗比灭活制剂诱发的免疫力更持久，因为它们实际上会在体内生长，尽管时间很短。但正因如此，它们有自己特殊的问题。减毒活疫苗不能在怀孕期间使用，因为可能感染正在发育的胎儿；如果接种的是一名免疫缺陷患者，那么这种疫苗可能会传播并建立全身性或持续性感染。此外，偶尔也会发生减毒病毒逆转为强毒性的情况。20 世纪 70 年代取代了脊髓灰质炎灭活疫苗的脊髓灰质炎减毒活疫苗便是如此。它最大的优点是仅需口服而不用注射，现在分三次给幼儿接种即可——但是会不会有问题呢？疫苗病毒感染肠道黏膜细胞，不会引起疾病，但会诱发免疫应答。接种疫苗后一段时间，病毒通过粪便大量排出，可能会传染给其他家庭成员，从而也会增强他们的免疫力。

每一批减毒活疫苗在投放给人类使用之前，都要在动物身上进行实验，以确保它已失去引起麻痹型脊髓灰质炎的能力。然而，尽管它非常安全，但大约每两百万名接种者中就有一人罹患麻痹型脊髓灰质炎。有点出乎意料的是，对麻痹型脊髓灰质炎病毒株和减毒活疫苗病毒株的遗传物质进行对比后发现，差异很小——在大多数情况下只有两种突变。在与疫苗相关的麻痹型脊髓灰质炎病例中，进一步的突变使病毒毒力恢复到了最开始的状态。

1983 年，英国国家生物标准和控制研究所的菲利普·迈纳着手研究脊髓灰质炎病毒疫苗株的毒力回复突变究竟有多常见。[8] 当他四个月大的儿子戴维口服了第一剂脊
髓灰质炎疫苗后，他对其进行了研究。迈纳收集了儿子的 211
全部粪便，并在随后的 73 天里检测脊髓灰质炎病毒。但真正令他吃惊的是这些病毒的分子分析。他在免疫接种两天后就检测出了增加病毒毒力的回复性突变，之后又检测出更多。为了证明这并非意外，迈纳在两年后出生的女儿伊丽莎白身上进行了相同的实验，结果相同。虽然在此之前，脊髓灰质炎病毒突变只在一些罕见的疫苗相关的麻痹型疾病的案例中发现，但幸运的是，迈纳的孩子们都很健康。[9]

我们现在知道，几乎所有接种疫苗的人都会出现回复

突变，但这些突变后的病毒极少引起麻痹，原因尚不清楚。无论如何，考虑到存在这种逆转为潜在致病病毒的情况，以及疫苗病毒在社区中的传播，想要使用减毒活疫苗彻底消灭麻痹型脊髓灰质炎和该病毒很可能并不可行。为此，我们可能需要换回早前的灭活制剂。

最近，英国关于使用麻疹–腮腺炎–风疹三联疫苗（MMR）的恐慌影响着整个世界。这一切始于医学杂志《柳叶刀》上发表的一篇报告，该报告指出 MMR（尤其是麻疹的活性成分）与慢性肠道疾病、行为异常、自闭症之间存在联系。[10] 媒体对此大量报道，使得 MMR 使用率立即下降了。尽管科学家们很快证明这些关联毫无根据，但是损害已经造成：在随后的三个月里，接种疫苗的儿童比平时少了两千人。麻疹在英国几乎已被消灭，但在一些非
212 工业化国家仍是一种常见的严重感染，死亡率高达 25%。未接种疫苗的这些英国儿童将终生易感，因此，如果他们在出国旅行时感染此病，可能会在未来成为引发麻疹在英国未接种疫苗人群中的流行核心。

水果、蔬菜和裸露 DNA

并不是所有的病毒都可以通过传统的疫苗来预防。呼吸道合胞病毒、轮状病毒和 HIV 等致命杀手仍在快速传

播。但现在随着 DNA 重组技术的变革，它们也很有可能被打败。免疫学家可以从这些病毒的基因序列中识别出它们的蛋白质（肽）的特定片段，这是免疫应答的目标。然后在实验室中制成这些必需成分，作为新一代“亚单位”疫苗。该疫苗较传统疫苗更纯也更安全，因为它们不包含整个病毒或者由病毒衍生的任何物质。

第一批上市的新一代疫苗针对的是乙型肝炎病毒。这种酵母细胞经过了基因工程改造，含有乙型肝炎病毒表面蛋白基因，很容易在培养皿中生长并产生大量的纯蛋白——这明显比原先从乙型肝炎病毒携带者血液中提纯的疫苗要安全得多。

其他现代疫苗则依靠基因交换。必需蛋白的基因被克隆到一个无害的载体病毒上，接种后，这种病毒会感染细胞，产生外来疫苗蛋白和自身蛋白，从而刺激机体的免疫反应。对于像痘病毒和疱疹病毒这样的大型病毒，通过去除其生长和传播的重要基因使其变得无害，然后再将 HIV 基因固定在这些已去除的基因位置上。现在，甚至连直接
将“裸露 DNA”（即不包括载体病毒的基因）注入肌肉中 213
也在动物实验中证明是有效的。如果这些技术适用于人类，很快就会有一种一次性疫苗——有可能是一串多肽，或一种含有其他微生物关键基因的载体病毒，也有可能仅仅只是裸露 DNA，它能使我们对一系列微生物产生免疫。

对轮状病毒这种感染肠道的病毒来说，最好是将疫苗直接送至它可诱发局部免疫的自然感染部位。这意味着，脊髓灰质炎这类疫苗应该口服而非注射。口服疫苗明显更适合儿童，而且比注射更加安全，因此，对口服疫苗的研究目前是一个增长领域。通过基因工程，植物已经可以表达病毒蛋白，我们也已有了表达乙型肝炎病毒表面蛋白的转基因香蕉和表达轮状病毒蛋白的土豆。因此，可食用疫苗概念的实现指日可待。

预防胜于治疗

毫无疑问，预防 HIV 感染和在全球范围内传播的最佳和最具成本效益的途径是生产疫苗。但事实证明，这比预期的要困难得多，已成为当今科学家面临的最大挑战之一。1997 年，克林顿总统承诺在十年内研发出一种艾滋病疫苗，并建立了一所新的疫苗研究中心来负责推进这项工作。[11] 但是，科学家们就如何最好地进行研发产生了分歧。一方面，有些人认为应采取切实可行的试错方法。他们认为，因为 HIV 感染是致命的，每天都有感染者丧命，所以任何有可能成功的策略都应该在临床试验中进行测试。另一阵
214 营认为，在对 HIV 保护性免疫和靶向病毒基因有更多了解之前，进行临床试验的意义不大。他们说，没有坚实的科

学证据支持的试验很可能失败，甚至可能是危险的。此外，这些试验还会浪费有限的研究经费，动摇公众的信心。

自然感染恒河猴的猴免疫缺陷病毒（SIV）在其自然宿主中是无害的，但是感染近亲猕猴之后会引发猴获得性免疫缺陷综合征（SAIDS）。这与人类的艾滋病极为相似，可作为我们测试疫苗策略的最佳动物模型。传统方法在猕猴身上确实有效，通过去除维持病毒高复制率的基因而减毒的 SIV 是迄今为止唯一通过测试的疫苗，该疫苗可保护猴子免受完全毒力病毒的攻击。下一个合理的步骤是在人类中测试类似的减毒人类免疫缺陷病毒疫苗，但它存在明显的安全隐患。减毒病毒仍有可能引起艾滋病，但会是在一段较长的潜伏期之后，或者它发生突变或与自然的病毒发生重组，使毒力恢复完全状态。大多数医生、科学家以及 HIV 感染者都认为尝试这种方法风险太大了。然而，1997 年在网络上出现了一则志愿者招募信息，正是关于来自国际艾滋病护理医生协会的试验。该试验的策划者是来自加州洛杉矶的查尔斯·法辛，据说他“对减毒 HIV 疫苗临床试验停滞不前的愤怒与日俱增”。他已经招募了将近三百名志愿者，准备进行疫苗接种，并计划在不久的将来开始试验。[12]

目前，科学家们致力于在接种疫苗的猕猴身上识别出 215
保护性免疫所针对的病毒蛋白。如果能解开这个谜团，那么就可以尝试含有单个病毒基因而不是一整株病毒的亚单位疫苗。然而，事实证明，这种做法是困难的。与 CD4 细胞结合的人类免疫缺陷病毒表面的受体分子 gp120 是感染的关键，而抗 gp120 的抗体可以阻止组织培养中的细胞感染 HIV。因此，从逻辑上讲，能诱导抗体的 gp120 疫苗理应可以预防动物感染。确实，在一些试验中，具有抗 gp120 的抗体的黑猩猩可以在日后免受 HIV 的攻击。不幸的是，在其他试验中，情况并不是这样，而人体临床试验的结果也不尽如人意。

到目前为止，已有 22 种不同的 gp120 疫苗在进行小规模的试验，涉及总共 2 000 多名很可能因高危行为而暴露于 HIV 的志愿者。虽然这些接种疫苗的人确实产生了抗 gp120 抗体，但在实验室检测中通常未能有效地阻止感染。接种疫苗的人当中有 19 人感染了 HIV——与未接种疫苗的对照组没有差别。尽管这项试验失败了，但其他使用 gp120 疫苗的大规模试验依然在西方国家和发展中国家进行。虽然没有人对这能提供预防 HIV 的解决方案抱有很大希望，但是至少我们可以获得一些关于将来如何进行的线索。

问题是什么？

当 20 世纪 80 年代首次发现 HIV 时，科学家对能够

迅速生产出疫苗持乐观态度。毕竟，HIV 只含有少部分的基因，所以应该很容易找出免疫应答的目标所在。但是，216
HIV 是个狡猾的家伙，许多意想不到的问题出现了。其一是病毒的高度变异性。病毒在感染细胞后，由 RNA 向 DNA 的独特逆转步骤极易发生错配，产生大量突变体，让免疫系统大军望尘莫及。所以，不仅一个人身上的病毒总是在变化，而且不同人身上的病毒也各不相同。如此，设计出一种能够保护所有人免受感染的单一疫苗，即使不是不可能，也非常困难。

另一个难题就是病毒的持续性。大多数成功的疫苗都是针对引起急性感染的病毒，在这种情况下，疫苗可以诱发对未来疾病的免疫力。这些病毒可能依旧会时常感染获得免疫的人群，但由于经过了免疫，感染在早期阶段得到控制，病毒在不引起疾病的情况下被消灭。由于 HIV 策略的第一步是将其遗传物质插入宿主细胞的 DNA 中，此后可能没有任何免疫反应可以将其移除。所以，唯一的办法就是完全阻止 HIV 感染，如果抗 gp120 抗体不能达到这一目的的话，那么很难看出还有什么可以做到。

要想沿着这条战线进攻，就必须更多地了解病毒是如何自然感染的——不仅仅是病毒通过生殖器分泌物进行传播，还包括它是如何在新宿主中找到立足点。我们知道，在免疫系统收到病毒存在的警报之前，病毒就已迅速繁殖并向全身扩散。现在已经清楚，分布于皮肤和黏膜的树突状细胞至少对此负有部分责任。正如名称所表明的那样，这些细胞有很长的蜘蛛状突起，其职责为捕获外来物质，如穿透皮肤表面入侵机体的病毒。然后，它们将入侵者带
217 至局部淋巴腺，将其提呈给淋巴腺中常驻的 CD4 T 细胞。这一重要的相互作用启动了免疫反应。但是，HIV 可以感染捕获它的树突状细胞，并在该细胞内繁殖，然后时刻准备着感染每一个与树突状细胞互动的 CD4 T 细胞。

研究人类感染 HIV 的起点并非易事，因为我们对于一个人何时开始感染知之甚少。另一种方法是比较实验中接种疫苗的猕猴与未接种疫苗的猕猴 SIV 感染的情况，以找出减毒疫苗究竟如何发挥保护作用。一种观点认为，树突状细胞感染减毒病毒后，可以免受此后的强毒攻击病毒的感染。如果是这样的话，那么疫苗病毒株就必须留在体内以维持长期的保护作用。这就带来了一种风险——在未来的某个时候可能会引致艾滋病。

了解与保护相关的精确的自然免疫反应，对于生产具有相同作用的人类疫苗也是至关重要的。以下两组特殊的人群为我们提供了有价值的信息。来自牛津大学的安德鲁·麦克迈克尔和他的团队惊奇地发现，在冈比亚和肯尼亚有一小群性交易工作者，尽管其同行和顾客的感染率高得惊人，但她们的病毒检测结果始终呈阴性。[13] 安全套的

使用不被认为是产生这种保护的原因，因为 HIV 呈阴性的女性与 HIV 呈阳性的性工作者患有同样多的性传播疾病。而且，他们的细胞在实验室中很容易感染 HIV，所以对病毒的遗传性抵抗也无法解释这一点。研究团队发现，虽然这些女性没有 HIV 抗体，但她们确实有针对 HIV 感染细胞的杀伤性 T 细胞。但是，要产生杀伤性 T 细胞，就必须接触过 HIV；不知何故，她们的免疫系统击溃了病毒。也许是频繁地接触极低剂量的病毒，机体已经建立了足够的免 218
疫力，阻止了 HIV 在早期获得关键的立足点。无论这个机制是什么样的，麦克迈克尔现在的目标是用一种联合疫苗（一针裸露 DNA，接着是一组金丝雀痘病毒上的 HIV 基因）来模拟这种杀伤性 T 细胞的反应，希望可以诱导完全的保护。

另一个值得关注的群体是少数感染 HIV 长达二十年乃至更久但仍然健在的人。鲍勃 · 马西就是一个典型的例子，他是一名圣公会牧师，也是一名血友病患者，在 1978 年大学毕业那年由于输入了污染的凝血因子 VIII 而感染了 HIV。他是电视纪录片《战胜艾滋病》的主角，[14] 该纪录片探讨了围绕着主角所产生的复杂的医疗和伦理问题。马西是 HIV 阳性患者中极小一部分（约占 5%）被称作长期无进展者的一员，这部分人打破了所有常规。尽管他感染了 HIV 并有 HIV 抗体，但他的病毒载量无法测出，CD4 T 细胞计数也正常。和非洲的那些性交易工作者一样，在他身上，医生们也发现了针对 HIV 的杀伤性 T 细胞（而且数量巨大），它们一定在病毒每次企图占据上风时先发制人。美国波士顿麻省总医院的布鲁斯·沃克及其团队对马西的血液进行了深入研究，帮助科学家了解控制这种狡猾的病毒所需的条件。没有人可以告诉马西，他是会永远保持健康，还是在未来某一天患上艾滋病，但他现在过着正常的生活，纪录片最后以他为自己未感染 HIV 的健康女儿洗礼而结束。

自救

当西方国家将强大的科学和昂贵的药物用于解决艾
219 滋病问题时，非洲人民正想方设法自救。在艾滋病肆虐的乌干达地区，每人每年的医疗费用只有三美元，几乎没有任何治疗的希望。但是，该国在处于艾滋病流行最前线的 1989 年制订了预防和教育方案，现在已收获成效。学龄儿童都对风险有所了解，所以至少在一些区域，这最终降低了青年男女的 HIV 感染率。

另一种方法则以诺琳·卡利巴为例，她在丈夫 1987 年死于艾滋病后成立了“艾滋病支持组织”。从最开始的一个小型自助团体发展到现在，该组织已在乌干达各地拥有 17

个诊所，以“积极面对艾滋病”为口号运行。位于恩德培市的诊所虽然拥挤又破旧不堪，但工作人员都抱持友善和乐观的态度。它为 1 200 名艾滋病患者提供免费的咨询和护理，其中大多数患者为女性。该组织鼓励人们不要将自己的感染视为罪恶的秘密，从而让人们对艾滋病产生了一种全新的积极态度，这在非洲是极为罕见的。世界各地的小团体纷纷效仿，支持和安慰艾滋病患者及其家人；在科学家们最终找到一种人人都负担得起的预防及治疗方法之前，这也是一个必要的权宜之计。

曙光

世界卫生组织的目标是“为所有人提供更健康的生活方式”，其中一项内容就是消灭世界上的致命性微生物。天花很适合作为起点，因为它杀死了将近三分之一的感染者，虽然天花在 20 世纪 30 年代的英国、20 世纪 40 年代的美 220
国以及大多数欧洲国家已经根除，但输入性病例仍然是一个持续的威胁，所以不得不长期严格执行检测和检疫法。世界卫生组织在 1966 年启动全球消灭天花计划，当时该病流行于 31 个国家，当年报告的感染病例为 131 776 例，死亡人数占 20%。鉴于这一病例数很可能只是总数的 1%，天花显然仍旧是一个重大的世界性卫生问题，各国政府无论贫富，都必须联合起来支持这场战役。

在实际操作中，由唐·亨德森领导的世界卫生组织团队将天花流行区域定义为每十万人中有五例以上天花病例，且接种疫苗的人数少于80%的地方。他们将这些地区划分为彼此之间交叉感染概率极低的四个独立的流行区，分别为巴西、印度尼西亚、撒哈拉以南非洲和印度次大陆。他们的目标是阻断病毒的传播，因为天花是以人作为唯一宿主的急性感染，如果他们能够打破传染链，那么病毒就无法存活。当务之急是提高疫苗接种率，提高病例的报告数，追踪病例的所有接触者，隔离感染者。这需要大量的资金投入；实地工作人员与实验室人员携手合作，研制出一种有效且耐热的疫苗，为偏远地区对疫苗有些排斥的人群接种，并用于诊断急性病例以及确定接触者。

这场计划非常有效，到1973年，仅剩六个流行国家——印度、孟加拉国、巴基斯坦、尼泊尔、博茨瓦纳和埃塞俄比亚。到1975年，埃塞俄比亚是仅存唯一的流行地区，到1976年，感染最终被清除。任何一个国家在宣布无天花之前都必须经过一段“隔离”期，在此期间，监测不可中断。猴痘和水痘通常看起来与轻微天花极为相似，因
222 此所有谣传的病例都必须进行检测。以下是印度1976年仅仅一个月的数据，显示了实地工作的惊人规模：在29 046名监督员的监督下，115 347名工作人员对668 332个村庄

的 3 051 753 个家庭进行了普查。这项工作又由 808 名评估员监管，他们发现，在他们评估的 107 409 个村庄中，有 97% 的村庄实际上已被查过。经过所有这些努力，发现了 41 485 例水痘，但没有发现天花。因此，宣布印度为无天花国家。

令人难以置信的是，世界上最后两例有记录的天花发生在英国的伯明翰。1978 年，一名工作于伯明翰大学解剖系的摄影师死于该病；还有一人被她感染，但已康复。无论是摄影师，还是解剖系的其他成员，均未从事天花病毒相关的工作，但位于同一栋大楼、就在解剖系楼下的生物系培养了大量的天花病毒。对这一不幸事件的调查发现，摄影师感染了天花实验室中使用的病毒株，据说实验室的安全措施“远远不能令人满意”。[15] 病毒很可能通过天花制备区通向楼上的通风管道传播，调查小组在楼上靠近电话的地方发现了一个坏了的通风管道检查盖，而摄影师每天都要多次使用该电话。报告指出，天花研究人员违反安全规则，微生物系则未监督研究人员，危险病原体咨询小组的检查员也没有意识到危险的程度。微生物系主任自杀，使这一不幸事件的死亡人数上升至两人。

1980 年，终于宣布天花在全球范围内根除。整个计划花费 3.12 亿美元，其中估计 2 亿美元用于常规防控方案。目前世界上应该仅有两个地方还留存天花病毒——亚特兰 223

大的美国疾病控制与预防中心，以及莫斯科病毒制剂研究所的安全冷库。现在，科学家们都在争论最后的这些储备是应该保留还是销毁。一些支持保留该病毒的科学家们认为，研究天花有助于了解其他痘病毒感染，例如现在正成为一个更大问题的猴痘。而且，生物恐怖主义的威胁正不断上升，意味着在未来的某个时候可能需要开发新的疫苗。另一些人则以保护为由，认为对任何生物体的蓄意破坏都有可能为将来埋下隐患。然而，那些希望消灭天花病毒的人坚持认为，任何存放天花的地方都是不安全的，伯明翰事件就是一个恰当的例子。此外，几种痘病毒的全部 DNA 都已被克隆，因而任何主张保留传染性病毒颗粒的理由似乎都站不住脚。世界卫生组织决定，在 20 世纪末将最后存留的天花病毒销毁，但美国医学研究所有其他的想法。他们建议，应该为进一步的疫苗研究保留库存——由此，病毒在最后关头得到了“缓期执行”。

消灭天花计划的巨大成功，第一次证明了人类能够战胜一种致命性病毒，也预示着防治传染性疾病的战斗进入了一个新时代。世界卫生组织现在有一份黑名单——脊髓灰质炎和麻疹正走向灭绝，而防治狂犬病和乙型肝炎的运动还处于早期阶段。

说到消灭，每一种病毒都有其特定的防御措施，等待
224 我们攻克；有些病毒潜伏于动物宿主体内，有些则建立一

种难于清除的持续性感染，而对于其他病毒，我们还没研制出万无一失的疫苗。无论如何，从经济和健康的角度来看，根除病毒的好处显而易见，因此，尽管获得成功可能需要几十年的光景，但这无疑是前进的方向。

我们的另一条进攻路线是开发抗病毒药物，以杀死已建立的感染，在这一点上，前景是乐观的。在接下来的十到二十年里，我们可能会见证这类药物的爆炸性增长。这两种方法携手并进，将对实现世界卫生组织的目标——为所有人提供更健康的生活方式——发挥重要作用。

结语　未来，是敌，还是友？

现在，我们正处于21世纪初，处于技术革命之中，但 225
病毒依然猖獗。它们迅速进化，利用一切机会促进自身的生存，将进化速度慢得多的我们远远甩在了后面。这种情况会一直持续下去吗？我们有可能战胜病毒吗？而另一方面，新的致命性病毒会不会继续出现？新的病毒会不会消灭人类？

在前面的章节中，我们已经大体认识了威胁我们健康的三种病毒。从进化的角度来说，它们分别是古老病毒、年轻病毒和新生病毒。在最后一个章节，我们将评估每一种病毒对我们未来的生存所构成的威胁。

古老而温和

古老的病毒，如疱疹家族，从人类文明伊始就寄居于我们的进化祖先，并在大约八千万年前哺乳动物进化时被传了下来。在当时它们可能是攻击力很强的洪水猛兽，但随着时间的推移，它们与我们共同进化，达到了相互包容的状态。现在几乎所有人都在不知不觉间感染了这类病毒。
226 病毒一旦到来，就会与宿主终生同居。在健康的宿主当中，感染通常不会有危及生命的危险，但这并不是说它总是完全无害。一些病毒（如单纯疱疹病毒）会偶尔再激活，带来令人不舒服的症状，而其他病毒（如 EB 病毒）则会引发肿瘤。而且，无论是得到了 HIV 感染的助力还是凭借免疫抑制药物的作用，古老的病毒倘若摆脱了免疫系统的严格防控，就会变成致命杀手。

古老的病毒对人类不构成严重的威胁，那么，它们有什么用处吗？这种无声无息的持续性感染让人联想起汉坦病毒和拉沙热病毒。它们可能会对人类造成致命的感染，但在其主要宿主（汉坦病毒的主要宿主为鹿鼠，拉沙热病毒则为非洲褐鼠）中，它们持续存在且不会引起任何症状。弗兰克·瑞恩在他的畅销书《未知病毒》中将这种情形称为“互利共生”。[1] 他并不认同持续性病毒仅仅是寄生虫这一说法，相反，他指出，持续性病毒在保护其主要宿主方面发挥着作用。他认为，如果持续性病毒的存在对机体无任何益处，那么哺乳动物复杂的免疫系统应该早就将这些病毒消灭了。因此，哺乳动物的免疫力一定是进化出了能够控制这些古老病毒的能力，而非消灭它们，在某种程度上，这些病毒被机体用于自我保护。

作为类比，瑞恩描述了非洲热带雨林周围的稀树草原中的一种蚂蚁，它们将巢筑在相思树上。相思树的花蜜是蚂蚁的食物来源，而且这种树有长长的尖刺，可以保护蚂蚁免受捕食者的侵害。作为回报，当像长颈鹿这样的食草性动物走近，想要吃这棵树时，蚂蚁们就蜂拥而至，啃咬它柔软的口唇，使得这些动物不得不转去另一棵树觅食。虽然这种行为会让成千上万只蚂蚁丧命，但从长远来看可以保护它们的物种。在微生物的世界里，蚁群代表着一种安全地长期驻扎于宿主（树）的病毒。病毒通过感染那些 227
威胁宿主生存的物种并使其患病，起到保护宿主的作用。

很难知道这种关系是如何演变而来的，因为在控制病毒的战斗中，宿主的免疫系统通常处于一种应对状态。也就是说，因为病毒变化迅速，我们无法预测，所以我们别无选择，只有应对。事实上，我们之所以拥有复杂的免疫系统，完全是因为这种适应的过程在进化中反复出现。在这场猫鼠游戏中，已由不得宿主擅自做主，对病毒不做应对。更有可能的是，病毒已经进化出逃避宿主的免疫控制的方法。然而，话虽如此，在动物界中肯定存在符合互利共生模式的例子。

汉坦病毒和拉沙热病毒似乎通过感染越过安全距离的

人类来保护它们的动物宿主，从而阻止人类入侵自己的领地。就人类而言，还找不到我们的持续性病毒通过感染其他物种来保护我们的很具说服力的例子。但这也许是人类太过成功，以致任何对人类病毒易感的动物物种都已灭绝的缘故。我们的持续性病毒将成为我们抵御外星人入侵的最佳防卫也说不定呢！无论它们持续存在的原因是什么，这类病毒对人类的长久生存不太可能造成威胁，甚至可能有益。

年轻而活跃

“年轻”病毒可引起流行和大流行。当我们的祖先在约一万年前定居于以农业为基础的固定社区时，周期性感染
228 模式就开始了。病毒利用人类与农场动物之间的密切接触，跨越物种，感染新的种群。牛的驯化可能为牛瘟病毒感染人类提供了机会，引起了现在我们所熟知的可能源自牛痘病毒的麻疹和天花。为了生存，这些病毒需要保持数量在七千左右的易感人群“供应”，相当于一个拥有五十万居民的城镇。所以，一旦城市生活成为常态，它们的成功就有了保障。

像麻疹这样的急性感染在过去的一万年里逐渐变得温和，不过，直到最近，它们仍会造成大量死亡。持续的共

同进化可能会使这些病毒的威胁降低，幸运的是，我们不必等待那么久。1796 年，詹纳发明了接种疫苗，使得人类在与病毒的战役中占据了有利地位。从那时起，我们已经成功地利用疫苗控制了许多病毒，而现在，利用新的独创性技术，我们甚至可以向最顽固的病毒发起进攻。因此，流行性病毒感染带来的威胁应该会继续减弱，但新的危险可能也在逼近。

最近集约化农业在动物身上所引起的问题，与我们的祖先在新的农耕社区的遭遇如出一辙。一笼养殖鲑鱼很容易成为鱼类病毒的猎物，就像一个拥挤的城镇对于人类病毒来说一样。事实更严峻，因为养殖鱼类往往是近亲繁殖，缺乏遗传变异；一笼鸡、一畦玉米或一圈猪也是如此。如果其中有一个是易感的，那么很有可能全员易感，病毒会大举入侵，杀灭无数。

荷兰有超过 1 400 万头猪以每平方千米 9 000 头的密度
挤在巨大的猪舍里。这种做法是在自讨苦吃。发生于 1997 229
年的最近一次猪瘟流行杀死了超过 600 万头猪；事实上，
死去的大多是健康的猪——养猪户为了防止感染扩散将其
杀死。这个灾难性事件让荷兰政府支出了四亿英镑的赔偿
金。另一种由空气传播的病毒所引起的猪口蹄疫的暴发可
能会带来更大灾难，它可以一举消灭欧洲大部分的养猪场。
所幸，2001 年在英国暴发的口蹄疫虽然对牛羊养殖户带来

毁灭性打击，但因为它是由一种新的病毒株引起的，所以未对猪产生有效感染。

还有更糟的情况：这些过度拥挤的农场是各种流感病毒进行基因混合的温床。有能力引起人类大流行的新毒株随时有可能出现。荷兰政府正试图通过限制每个农场的猪的数量、限制农场之间的动物流动来避免灾难的发生。这或许会有帮助，而养猪场同样密集的邻国比利时和德国却并没有采取这样的限制措施，威胁将持续存在。

新生而好斗

新出现的病毒是我们目前的主要对手。它们无法预测，越来越频繁地从世界的偏远角落随机地冒出头来。因为我们对它们一无所知，它们引起的疾病是严重的，且往往是致命的。

这些病毒并不全是新病毒。大多数病毒，如 HIV，跨越物种屏障，从它们的自然宿主传给了人类。其他病毒，如流感病毒，则定期变异，以智战胜我们的免疫防御系统。那么，这些病毒对人类的命运可能会产生什么样的影响呢？

230 凡是我们居住的地方，我们都会扰乱其自然生态系统，并对周围的植物、动物和微生物带来长期的连锁反应。病毒会迅速利用这种不平衡，结果往往是引发新的人类疾病。这种影响在热带地区比温带地区更明显，因为热带地区动植物物种丰富的多样性支持更多种类的微生物的生存。所以，大多数“新”传染病起源于热带地区，猴痘是其中最新的一种，其起源有些凶险。

天花已从自然界中绝迹，麻疹和脊髓灰质炎也正走向灭绝。仅这些成功每年就可拯救 700 万～800 万人的性命。没了这些杀手，世界将变得更糟，这样一种观点似乎有悖常理，但一些科学家的确是这么说的。他们的逻辑是，其他的一些可能更可怕的微生物将会填补灭绝的病毒在生态系统中所留下的空白。所谓“明枪易躲，暗箭难防”，毕竟我们对这些杀手已经有了抵抗力。如今，这一担忧或许在天花上得到证实。

已知的首例人类猴痘病例 1970 年发生在中非的刚果民主共和国，在随后的十年中仅报告了 55 例。该病毒虽然名为“猴痘”，但并不是由猴子，而是由西非热带雨林中的松鼠携带的，一旦有人被这一主要宿主传染，人与人之间的传播就开始了。它的症状与天花相似，也表现为脓疱疹，并且同样造成高死亡率。因为接种天花疫苗可以预防猴痘，所以在 20 世纪 70 年代根除天花运动期间及其后，接种疫苗的人群没有风险。只出现了零星几个病例，并没有引起人们的重视。然而，在天花疫苗接种已不再成为常规措施之后，情况发生了巨大改变。

231 1966年，刚果暴发了猴痘疫情，疑似病例达511例。其中42%的病例是通过接触传播，由患者传染给家庭成员，这个比例高得可怕。它具备新发烈性传染病的所有特征，会在对天花的免疫力逐渐减弱的人群中迅速传播。虽然有一些疑似病例后来被诊断为水痘，但世界卫生组织目前正在进行实地研究，以监测该疾病的传播情况，这一疾病很可能起始于天花灭绝之处。考虑到这一点，也许我们在消灭任何病毒（最致命的外来病毒除外）之前都应该三思。

眼下，我们与自然环境的关系严重失衡。这也是最近“新”病毒感染增加的直接原因。只有我们恢复平衡，重新与周遭环境和谐相处，情况才会好转。

一万年前，生活方式的改变带来了新的病毒感染，此后我们一直在努力控制它们。我们的免疫系统学会了如何应对这些感染，而感染也随之变得温和了。但这是一个缓慢的过程，在适应期间，我们失去了数以百万计的生命——主要是年轻人。康复的人获得了终身免疫，因此病毒需要不断地寻找新的易感（年轻）人群，来维持它们的感染周期。而我们适应这种人口损失的方式就是不断增加族群的规模，确保部分后代能够存活下来。

在过去的一个世纪里，公共卫生措施、现代医学以及疫苗的产生避免了大规模死亡，现在，我们的人口大爆炸再次将平衡打破。世界人口已经达到了六十亿，而且这个数字还会不断攀升。于是我们不得不开拓新的领地，从澳大利亚的内陆到南美洲的潘帕斯草原，再到非洲的热带雨林。在这些地方，我们又遇到了新的病毒和可怕的新疾病。232
因此，控制人口是打破这一循环的关键。与此同时，继续消灭致命性病毒和开发新的抗病毒药物应该可以确保人类继续生存下去——当然，除非是无意或有意释放致命病毒。

“设计”杀手

要想彻底消灭人类，必须出现一种全新的病毒，这种病毒像天花一样具有顽强的生命力和高度传染性，通过气溶胶传播，并能引起致命的疾病。如果英国广播公司（BBC）最近的一部纪录片[2]可信的话，在世界上的某个地方，正在制造这样一种“新”病毒。该病毒是埃博拉病毒和天花病毒最致命部分的混合体——恰切地被命名为“世界末日病毒”。具有这些特征的病毒是有机会的。既然地球村的概念已成为现实，哪怕是潜伏期只有几天的病毒，也可以借由一名看起来很健康的携带者搭上飞机，在暴露自己之前抵达世界上的任何一个国家。但人类可能还握有一张王牌——遗传多样性。

我们的基因极为混杂和多样，以至于我们对感染的应对方法也同样多种多样。在任何疫情中，总是一部分人被感染，而另一部分未被感染或者只是轻微患病。因此，总有一部分人，无论其比例多小，会在最致命病毒的攻击中存活下来。

扭转局面

病毒非常成功地利用我们促进自身的生存，但我们能否反其道而行之？科学家们已经开辟出利用病毒的巧妙方
233 法。举一个简单的例子吧，最近发现了一种自然感染玉米穗蛾的病毒，玉米穗蛾这种蠕虫是美国玉米田里一种特别麻烦的害虫，而它的近亲豆野螟和棉铃虫则在亚洲和非洲的农田里为非作歹。因为病毒的目标和破坏对象是生殖腺，所以受感染的蠕虫在蜕变后会成为不育的飞蛾。现在正在进行研究，看看能否利用这种相当猛烈的“避孕器”来控制害虫。[3]

病毒作为一种擅自闯入细胞的小且相对简单的遗传物质，教给了我们很多关于基因治疗的概念。理论上，一个异常基因或缺失基因会被一个功能正常的基因取代。一旦克隆出一种疾病相关性基因，就可以轻易地在实验室中拷贝出正常的基因。但是，要将这些正常基因送至体内正

确的细胞中，就困难多了，这也正是病毒可以提供帮助的地方。毕竟，只要能使其无害，为何不使用世代都具有穿透细胞经验的现成寄生虫呢？因此，世界各地实验室的科学家们都在寻找一种能够将设计基因带入细胞的理想病毒载体。

例如，在血友病（一种由于编码凝血因子 VIII 或凝血因子 IX 的基因缺失而导致原本完全健康的人出现异常出血的疾病）中，基因治疗的益处是巨大的。目前，患者需要定期输注缺失的凝血因子（由捐献者的血液制备而成），以恢复正常凝血。这种治疗方式必须定期重复，并且有感染血源性病毒的风险。如果用正常基因替换缺失基因，从而生成并永久性恢复凝血因子，那就更令人满意了。使用改良的腺病毒载体已经在患有血友病的狗身上获得了成功。[4] 但是这种策略还处于试验阶段，仍有几个问题需要解决——尤其是免疫反应将病毒载体识别为外来物，并试图 234
消灭它。

除了替换有缺陷的基因外，基因治疗还被用于治疗像癌症这样的致命疾病，可谓“灵丹妙药”。虽然这些策略中的大多数仍处于实验室测试阶段，但是有一种“灵丹妙药”已在临床上用于治疗脑肿瘤。其使用的一种改良的单纯疱疹病毒并不是用来携带外来基因进入细胞，它只需在肿瘤细胞内生长，就可直接将肿瘤细胞杀死。[5] 诀窍在于，改造的病毒只在那些积极地进行自我复制和分裂的细胞中生长。正常的脑细胞不会进行分裂，但肿瘤细胞会分裂。因此，当把病毒注入肿瘤中时，病毒会在肿瘤细胞中生长并将其杀死。它一直蔓延至肿瘤边缘，在此与正常脑细胞相遇；然后它必须停下，不触碰正常的脑组织。这个方法最大的好处是，大脑免受对机体其他部位起作用的免疫机制的影响，因此，治疗性病毒在完成任务之前可以安全地存活。

传统上，病毒是只会带来疾病和痛苦的坏家伙，而现在它们正被训练成有用的东西。那么，在 21 世纪，我们或许可以期待我们对病毒的看法发生改变。

参考书目

引言　致命的寄生虫

1 *Outbreak,* a film by Warner Brothers (Time-Warner Entertainment Company).

第一章　病毒、细菌和微生物

1 Medawar, P.B. and Medawar, J.S. (1983). Aristotle to Zoos. *A philosophical dictionary of biology.* Harvard University Press, Cambridge, Massachusetts, USA.

2 *The Concise Oxford Dictionary* (9th edn) (ed. D. Thompson) (1995). Clarendon Press, Oxford.

3 Radford, T. (1996). Influence and power of the media. *Lancet*, **347**, 1533–1535.

4 Cramb, A. (4 December 1996). Food poisoning claims sixth life. *The Daily Telegraph.*

5 *The Independent on Sunday Review* (20 September 1998). Lab notes, p. 62.

6 Pavord, A. (1999). *The tulip.* Bloomsbury Publishing, London.

7 Professor Norman Noah, Department of Public Health and Epidemiology, King's College London, Bessemer Road, London, SE5 9PJ. *Personal communication.*

8 Bosch, X. (1998). Hepatitis C outbreak astounds Spain. *Lancet*, **351**, 1415.

9 McAlister Gregg, N. (1941). Congenital cataract following German measles in the mother. *Transactions of the Ophthalmological Society of Australia,* pp. 35–46.

10 McNeil, W.H. (1994). Plagues and peoples. Penguin Books, London.

延伸阅读

Collier, L. and Oxford, J. (1993). *Human virology.* Oxford University Press, Oxford, New York, Tokyo.

Ewald, P.W. (1994). *Evolution of infectious disease.* Oxford University Press, Oxford, New York.

Grafe, A. (1991). *A history of experimental virology.* Springer-Verlag, Berlin, Heidelberg.

Holland, P.V. (1996). Viral infections and the blood supply. *New England Journal of Medicine*, **334**, No. 26, 1734–1735.

McGeoch, D.J., Cook, S., Dolan, A., Jamieson, F.E., and Telford, E.A.R. (1995). Molecular phylogeny and evolutionary timescale for the family of mammalian herpesviruses. *Journal of Molecular*

Biology, **247**, 443–458.

Oldstone, M.B.A. (1998). *Viruses, plagues and history.* Oxford University Press, Oxford.

Poupard, J.A. and Miller, L.A. (1992). History of biological warfare: catapults to capsomeres. *Annals of New York Academy of Sciences*, **666**, 9–20.

Strauss, E.G., Strauss, J.H., and Levine, A.J. (1990). Virus evolution. In: *Virology* (2nd edn) (ed. B.N. Fields, D.M. Knipe, *et al.*). Raven Press Ltd, New York.

Waterson, A.P. and Wilkinson, L. (1978). *An introduction to the history of virology.* Cambridge University Press, Cambridge, London, New York, Melbourne.

Watson, J. and Crick, F. (1970). *The double helix.* Penguin Books, London.

第二章　新型病毒，抑或披上新装的旧敌？

1 Nowa, R. (1995). Cause of fatal outbreak in horses and humans traced. *Science*, **268**, 32.

2 Murray, K., Selleck, P., Hooper, P., Hyatt, A., Gould, A., Gleeson, L., *et al.* (1995). A morbillivirus that caused fatal disease in horses and humans. *Science*, **268**, 94–97.

3 Wells, R.M., Estani, S.S., Yadon, Z.E., *et al.* (1997). An unusual Hantavirus outbreak in Southern Argentina: person-to-person transmission? *Emerging Infectious Diseases*, **3:2**, 171–174.

4 Ban, E. (1997). New virus leaves questions hanging. *Nature Medicine*, **3**, 5.

5 Lupton, D. (1994). *Moral threats and dangerous desires: AIDS in the news media.* Taylor and Francis, London.

6 ——(1981). Pneumocystis pneumonia—Los Angeles. The morbidity and mortality weekly report, **30**, No. 21.

7 ——(1981). Kaposi's sarcoma and pneumocystis pneumonia among homosexual men. The morbidity and mortality weekly report, **30**, No. 25.

8 Barré-Sinoussi, F., Chermann, J.C., Rey, F., *et al.* (1983). Isolation of a T-lymphotropic retrovirus from a patient at risk for acquired immune deficiency syndrome (AIDS). *Science*, **220**, 868–871.

9 Weiss, R.A. and Wrangham, R.W. (1999). From pan to pandemic. *Nature*, **397**, 385–386.

10 De Cock, K.M. (1996). The emergence of HIV/AIDS in Africa. *Revue d'Epidemilogie et de Santé Publique*, **44**, 511–518.

11 Grosskurth, H., Mosha, F., Todd, J., Mwijarubi, E., Klokke, A., Senkoro, K., *et al.* (1995). Impact of improved treatment of sexually transmitted diseases on HIV infection in rural Tanzania: randomised controlled trial. *The Lancet*, **346**, 530–536.

12 Clumeck, N., Taelman, H., Hermans, P., Piot, P., Schoumacher, M., and de Wit, S. (1989). A cluster of HIV infection among heterosexual people without apparent risk factors. *The New England Journal of Medicine*, **321**, No. 21, 1460–1462.

13 Brettle, R.P. (1995). *Human immunodeficiency virus: the*

Edinburgh epidemic. (Edinburgh University dissertation for the degree of MD.)

14 May, R.M. and Anderson, R.M. (1987). Transmission dynamics of HIV infection. *Nature*, **326**, 137–142.

15 Gajdusek, D.C. (1957). Degenerative disease of the central nervous system in New Guinea. *The New England Journal of Medicine*, **257**, No. 20, 974–978.

16 Hadlow, W.J. (1959). Scrapie and kuru. *The Lancet*, **ii**, 289–290.

17 Gajdusek, D.C., Gibbs, C.J., and Alpers, M. (1966). Experimental transmission of a kuru-like syndrome to chimpanzees. *Nature,* **209**, 794–796.

18 ——(1998). *New variant of Creutzfeldt-Jakob disease.* Chief Medical Officers Update, 18.

19 Antonowicz, A. (25 January 1994). Give me back my life. *Daily Mirror*, p.l.

20 Buncombe, A. (22 August 1997). Vegetarian girl dying from CJD. *Daily Mail*, p.l.

21 Skegg, D.C.G. (1997). Epidemic or false alarm? *Nature*, **385**, 200.

22 Cousens, S.N., Vynnycky, E., Zeidler, M., Will, R.G., and Smith, P.G. (1997). Predicting the CJD epidemic in humans. *Nature*, **385**, 197–198.

延伸阅读

Anderson, I. and Nowak, R. (1997). Australia's giant lab. *New Scientist*, **2070**, 34–37.

Butler, D., Wadman, M., Lehrman, S., and Schiermeier, Q. (1998). Last chance to stop and think on risks of xenotransplants. *Nature*, **391**, 320–324.

Collee, J.G. and Bradley, R. (1997). BSE: a decade on—part I. *The Lancet*, **349**, 636–641.

Collee, J.G. and Bradley, R. (1997). BSE: a decade on—part II. *The Lancet*, **349**, 715–721.

Dolan, K., Wodak, A., and Penny, R. (1995). AIDS behind bars: preventing HIV spread among incarcerated drug injectors. *AIDS*, **9**, No. 8, 825–832.

Garred, P. (1998). Chemokine-receptor polymorphisms: clarity or confusion for HIV–1 prognosis? *The Lancet*, **351**, 2–3.

Garrett, L. (1995). *The coming plague. Newly emerging diseases in a world out of balance.* Penguin Books, London.

Hooper, E. (1999). *The river: a journery back to the source of HIV and AIDS*. Penguin.

Morse, S.S. (1995). Factors in the emergence of infectious diseases. *Emerging Infectious Diseases*, **1**, No. 1, 7–15.

Morse, S.S. (1996). Patterns and predictability in emerging infections. *Hospital Practice,* April 15, 85–104.

Osterhaus, A., Groen, J., Niesters, H., van de Bilt, M., Martina, B., Vedder, L., *et al.* (1997). Morbillivirus in monk seal mass mortality. *Nature*, **388**, 838–839.

Patience, C., Takeuchi, Y., and Weiss, R.A. (1997). Infection of human cells by an endogenous retrovirus of pigs. *Nature Medicine,* **3**,

No. 3, 282–286.

Ryan, F. (1998). *Virus X. Understanding the real threat of the new pandemic plagues.* Harper Collins, London.

Wise, J. (1997). HIV epidemic is far worse than thought. *British Medical Journal,* **315**, 1486.

Zhu, T., Korber, B.T., Nahmias, A.J., Hooper, E., Sharp, P.M., and Ho, D.D. (1998). An African HIV–1 sequence from 1959 and implications for the origin of the epidemic. *Nature*, **391**, 594–595.

第三章　传播疾病的咳嗽和喷嚏

1 Bridges, E.L. (1948). *Uttermost part of the earth.* Hodder and Stoughton, London.

2 Creighton, C. (1965). *History of epidemics in Britain.* Vol. 2 (2nd edn), p.308. Frank Cass, London.

3 Schafer Von W. (1955). Vergleichende sero-immunologische untersuchungen uber die viren der influenza and klassischen geflugelpest. *Z. Naturfoschg*, **10b**, 81–91.

4 Taubenberger, J.K. *et al.* (1997). Initial genetic characterization of the 1918 'Spanish' influenza virus. *Science,* **275**, 1793–1796.

5 Dr Maria Zambon, Public Health Laboratory Service, Enteric and Respiratory Virus Laboratory, Central Public Health Laboratory, 61 Colindale Avenue, London NW9 5HT. *Personal communication.*

6 Andrewes, C., Sir. (1973). *In pursuit of the common cold.* William Heinemann Medical Books Limited, London.

延伸阅读

Burnet, F.M. (1988). Influenza virus A. In: *Portraits of Viruses. A History of Virology* (ed F. Fenner and A. Gibbs), pp. 24–37. Basel, Karger.

Chakraverty, P. (1994). Surveillance of influenza in the United Kingdom. *European Journal of Epidemiology*, **10**, 493–495.

Claas, E.C.J. *et al.* (1998). Human influenza A H5N1 virus related to a highly pathogenic avian influenza virus. *The Lancet*, **351**, 472–473.

Ewald, P.W. (1994). *Evolution of infectious diseases,* pp. 110–118. Oxford University Press, Oxford.

Melnick, J.L. (1988). The Picornaviruses. In: *Portraits of viruses. A history of virology* (ed. F. Fenner and A. Gibbs), pp. 147–188. Basel, Karger.

Waterson, A.P. and Wilkinson, L. (1978). *An introduction to the history of virology.* Cambridge University Press, Cambridge.

Yuen, K.Y. *et al.* (1998). Clinical features and rapid viral diagnosis of human disease associated with avian influenza A H5N1 virus. *The Lancet*, **351**, 467.

第四章　与爱情不同，疱疹是永恒的

1 Barré-Sinoussi, F., Chermann, J.C., Rey, F., *et al.* (1983). Isolation of a T-Lymphotropic retrovirus from a patient at risk for acquired immune deficiency syndrome (AIDS). *Science*, **220**, 868–871.

2 Gallo, R.C., Salahuddin, S.Z., Popovic, M., *et al.* (1984). Human T-lymphotropic retrovirus, HTLV-III isolated from AIDS patients and donors at risk for AIDS. *Science*, **224**, 500–503.

3 Crewdson, J. (19 November 1989). The great AIDS quest—science under the microscope. *Chicago Tribune*, Section 5, pp. 1–16.

4 Greenberg, D.S. (1992). The Gallo case: is this really happening? *The Lancet*, **339**, 1594–1595.

5 Crewdson, J. (9 February 1992). Inquiry concludes data in AIDS article falsified. *Chicago Tribune*, pp. 1–16.

6 Ho, D.D., Neumann, A.U., Perelson, A.S., *et al.* (1995). Rapid turnover of plasma virions and CD4 lymphocytes in HIV–1 infection. *Nature*, **373**, 123–126.

7 Duesberg, P. and Ellison, B.J. (1996). *Inventing the AIDS virus.* Regnery Publishing Inc., Washington, USA.

8 Weiss, R.A. (1996). AIDS and the myths of denial. *Science and Public Affairs*, pp. 40–44.

9 Darby, S.C., Ewart, D.W., Giangrande, P.L.F., *et al.* (1995). Mortality before and after HIV infection in the complete UK population of haemophiliacs. *Nature*, **377**, 79–82.

10 Easterbrook, P. and Ippolito, G. (1997). Prophylaxis after occupational exposure to HIV. *British Medical Journal*, **315**, 557–558.

11 Johnson, M. (1997). *Working on a miracle.* Bantam Books, New York, Toronto, London, Sydney, Auckland.

12 Zhao, Z-S., Granucci, F., Yeh, L., *et al.* (1998). Molecular mimicry by herpes simplex virus-type 1: autoimmune disease after viral infection. *Science*, **279**, 1344–1345.

13 Richmond, C. (1989). Myalgic encephalomyelitis, Princess Aurora, and the wondering womb. *British Medical Journal*, **298**, 1295–1296.

14 Report of a Joint Working Group of the Royal Colleges of Physicians, Psychiatrists, and General Practitioners (1996, revised 1997). *Chronic fatigue syndrome.* Cathedral Print Services Limited, Salisbury.

延伸阅读

Fukuda, K., Straus, S.E., Hickie, I., *et al.* (1994). The chronic fatigue syndrome: a comprehensive approach to its definition and study. *Annals of Internal Medicine*, **121**, No. 12, 953–959.

Miller, E., Marshall, R., and Vurdien, J. (1993). Epidemiology, outcome and control of varicella-zoster infection. *Reviews in Medical Microbiology*, **4**, 222–230.

Ploegh, H.L. (1998). Viral strategies of immune evasion. *Science*, **280**, 248–253.

Posavad, C.M., Koelle, D.M., and Corey, L. (1998). Tipping the scales of herpes simplex virus reactivation: the important responses are local. *Nature Medicine*, **4**, No. 4, 381–382.

Prusiner, S.B. (1997). Prion diseases and the BSE crisis. *Science*, **278**, 245–251.

Sinclair, J. and Sissons, P. (1996). Latent and persistent infections of monocytes and macrophages. *Intervirology*, **39**, 293–301.

Souberbielle, B.E., Szawlowski, P.W.S., and Russell, W.C. (1995). Is there a case for a virus aetiology in multiple sclerosis? *Scottish Medical Journal*, **40**, 55–62.

Weiss, R.A. and Jaffe, H.W. (1990). Duesberg, HIV and AIDS. *Nature*, **345**, pp. 659–700.

zur Hausen, H. and de Villiers, E-M. (1994). Human papillomaviruses. *Annual Review of Microbiology*, **48**, 427–447.

第五章　病毒与癌症

1 Burkitt, D. (1962). Determining the climatic limitations of a children's cancer common in Africa. *British Medical Journal*, **2**, 1019–1023.

2 Epstein, M.A., Barr, Y.M., and Achong, B.G. (1964). Virus particles in cultured lymphoblasts from Burkitt's lymphoma. *The Lancet*, (**i**), 702–703.

3 M.A. Epstein, Nuffield Department of Clinical Medicine, John Radcliffe Hospital, Headington, Oxford, OX3 9DU. *Personal communication.*

4 Blumberg, B.S. (1977). Australia antigen and the biology of Hepatitis B. *Science*, **197**, No. 4298, 17–25.

5 Choo, Q-L, Kuo, G., Amy, J., *et al.* (1989). Isolation of a DNA clone derived from a blood-borne non-A, non-B viral Hepatitis

genome. *Science*, **244**, 359–361.

6 Poiesz, B.J., Ruscetti, F.W., Gazdar, A.F., *et al.* (1980). Detection and isolation of type C retrovirus particles from fresh and cultured lymphocytes of a patient with cutaneous T-cell lymphoma. *Proceedings of the National Academy of Sciences*, **77**, No. 12, 7415–7419.

7 Chang, Y., Cesarman, E., Pessin, M.S. (1994). Identification of Herpesvirus-like DNA sequences in AIDS-associated Kaposi's sarcoma. *Science*, **266**, 1865–1869.

8 Kerr, J.F.R., Wyllie, A.H., Currie, A.R. (1972). Apoptosis: a basic biological phenomenon with wide-ranging implications in tissue genetics. *British Journal of Cancer*, **26**, 239–257.

9 Churchill, A.E. and Biggs, P.M. (1967). Agent of Marek's disease in tissue culture. *Nature*, **215**, 528–530.

10 Biggs, P.M. *Personal communication.*

11 Muraskin, W. (1995). *The war against hepatitis B. A history of the international task force on hepatitis B immunization.* University of Pennsylvania Press, Philadelphia, USA.

12 Nimako, M., Fiander, A.N., Wilkinson, G.W.G., *et al.* (1997). Human papillomavirus-specific cytotoxic T lymphocytes in patients with cervical intraepithelial neoplasia grade III. *Cancer Research*, **57**, 4855–4861.

13 Rooney, C.M., Smith, C.A., Ng, C.Y.C., *et al.* (1995). Use of gene-modified virus-specific T lymphocytes to control Epstein-Barr virus-related lymphoproliferation. *The Lancet*, **345**, 9–12.

延伸阅读

Biggs, P.M., Churchill, A.E., Rootes, D.G., and Chubb, R.C. (1968). The etiology of Marek's disease—an oncogenic herpes-type virus. In: *Perspectives in virology*, Vol. 6, pp. 211–237. Academic Press Inc. New York.

Blumberg, B.S. (1997). Hepatitis B virus, the vaccine, and the control of primary cancer of the liver. *Proceedings of the National Academy of Sciences (USA)*, **94**, 7121–7125.

Cancer Research Campaign (1995). *Cancer—world perspectives.* Factsheet **22.1–22.6**.

Cancer Research Campaign (1996). *Virus and cancer.* Factsheet **25.1–25.7**.

di Bisceglie, A.M. (1998). Hepatitis C. *The Lancet*, **351**, 351–355.

Duke, R.C., Ojcius, D.M., Young, J.D-E. (1996). Cell suicide in health and disease. *Scientific American*, **December**, 48–55.

Epstein, M.A. (1985). Historical background: Burkitt's lymphoma and Epstein-Barr virus. In: *Burkitt's lymphoma: a human cancer model* (ed. G. Lenoir, G. O'Connor, and C.L.M. Olweny), pp. 17–27, International Agency for Research on Cancer, Lyon (Scientific Publications, No. 60).

Gallo, R. (1991). *Virus hunting, AIDS, cancer and other human retroviruses.* Harper Collins, London.

Harris, C.C. (1990). Hepatocellular carcinogenesis: recent advances and speculations. *Cancer Cells*, **2**, No. 5, 146–148.

Teodoro, J.G. and Branton, P.E. (1997). Regulation of apoptosis by viral gene products. *Journal of Virology*, **71**, No. 3, 1739–1746.

Waterson, A.P. and Wilkinson, L. (1978). *An introduction to the history of virology.* Cambridge University Press, Cambridge.

Wolpert, L. and Richards, A. (1988). Between the lines. In: *A passion in science*, pp. 155–167. Oxford University Press, Oxford.

第六章　寻找治愈方法

1 Blower, S.M., Porco, T.C., and Darby, G. (1998). Predicting and preventing the emergence of antiviral drug resistance in HSV–2. *Nature Medicine*, **4**, 673–678.

2 I. William (1998). Department of Sexually Transmitted Diseases, The Mortimer Market Centre, Capper Street, London, WC1E 6AU. *Personal communication.*

3 Lurie, P. and Wolfe, S.M. (1997). Unethical trials of interventions to reduce perinatal transmission of the human immunodefiency virus in developing countries. *New England Journal of Medicine*, **337**, 853–856.

4 Halsband, R. (1953). New light on Lady Mary Wortley Montagu's contribution to inoculation. *Journal of the History of Medicine and Allied Sciences*, **8**, No. 4, 390–405.

5 Fenner, F., Henderson, D.A., Arita, I., *et al.* (1988). Early efforts at control: varioloation, vaccination, and isolation and quarantine. In: *Smallpox and its eradication*, p.260. World Health Organisation, Geneva, Switzerland.

6 Waterson, A.P. and Wilkinson, L. (1978). Early terminology and underlying ideas. In: *An introduction to the history of virology*, p.6. Cambridge University Press, Cambridge.

7 McNeill, W.H. (1976). The ecological impact of medical science and organisation since 1700. In: *Plagues and Peoples,* p.231. Penguin Books, London.

8 P.D. Minor, Division of Virology, National Institute for Biological Standards and Controls, Blanche Lane, South Mimms, Herts, EN6 3QG. *Personal communication.*

9 Minor, P.D., John, A., Ferguson, M., *et al.* (1986). Antigenic and molecular evolution of the vaccine strain of type 3 poliovirus during the period of excretion by a primary vaccinee. *Journal of General Virology,* **67**, 693–706.

10 Wakefield, A.J., Murch, S.H., Anthony, A., *et al.* (1998). Ileal-lymphoid-nodular hyperplasia, non-specific colitis, and pervasive developmental disorder in children. *The Lancet*, **351**, 637–641.

11 Wadman, M. (1997). Clinton sketches out his 'ethical guideposts' for modern biology. *Nature*, **387**, 323.

12 McCarthy, M. (1997). AIDS doctors push for live-virus vaccine trials. *The Lancet*, **350**, 1082.

13 Bower, H. (29 November 1998). New hope. *The Independent on Sunday*.

14 Abrams, D.I. (1999). Getting on with AIDS. *The Lancet,* **353**, 415.

15 ——(1979). Laboratory work on smallpox virus. *The Lancet,* (**i**), 83–84.

延伸阅读

Calman, K. (1998). Measles, Mumps, Rubella (MMR) vaccine, Crohn's disease and autism. Department of Health. (PL/CMO/98/2, pp. 1–8.)

Carbone, M., Rizzo, P., and Pass, H.I. (1997). Simian virus 40, polio vaccines and human tumours: a review of recent developments. *Oncogene*, **15**, 1877–1888.

Chen, R.T. and DeStefano, F. (1998). Vaccine adverse events: casual or coincidental? *The Lancet*, **351**, 611–612.

Connor, E.M., Sperling, R.S., Gelber, R., et al. (1994). Reduction of maternal-infant transmission of human immunodeficiency virus type 1 with zidovudine treatment. *The New England Journal of Medicine*, **331**, 1173–1180.

De Cock, K.M. (1997). Guidelines for managing HIV infection. *British Medical Journal*, **315**, 1–2.

Gambia Government / Medical Research Council Joint Ethical Committee (1998). Ethical issues facing medical research in developing countries. *The Lancet*, **351**, 286–287.

Graham, B.S., McElrath, M.J., Connor, R.I., *et al.* (1998). Analysis of intercurrent human immunodeficiency virus type 1 infections in phase I and II trials of candidate AIDS vaccines. *The Journal of Infectious Diseases*, **177**, 310–319.

Kaleeba, N., Ray, S., and Willmore, B. (1991). We miss you all. Noerine Kaleeba: *AIDS in the family.* Women and AIDS Support Network (WASN), Zimbabwe. Printed at Marianum Press.

Wehrwein, P. and Morris, K. (1998). HIV–1–vaccine-trial go-ahead reawakens ethics debate. *The Lancet*, **351**, 1789.

——(1998). Vaccine supplement. *Nature Medicine,* **4**, No. 5.

结语　未来，是敌，还是友？

1 Ryan, F. (1998). *Virus X — understanding the real threat of the new pandemic plagues.* Harper Collins Publishers, London.

2 *Plague wars,* written and reported by Tom Margold. Produced and directed by Peter Molloy. Made by Paladin for BBC and WGBH Frontline.

3 Raina, A.K. and Adams, J.R. (1995). Gonad-specific virus of corn earworm. *Nature*, **374**, 770.

4 Herzog, R.W. *et al.* (1999). Long-term correction of canine hemophilia B by gene transfer of blood coagulation factor IX mediated by adeno-associated viral vector. *Nature Medicine,* **5**, No. 1, 56.

5 Snyder, R.O. *et al.* (1999). Correction of hemophilia B in canine and murine models using recombinant adeno-associated viral vectors. *Nature Medicine*, **5**, No. 1, 65.

6 Rampling, R. *et al.* (1998). Therapeutic replication-competent herpes virus. *Nature Medicine*, **4**, No. 2, 133.

术语表

脓肿 一种主要由细菌引起的局限性感染。感染引起局部组织坏死，继而形成大量的脓液。

获得性免疫缺陷综合征（艾滋病） 由人类免疫缺陷病毒感染引起的免疫功能缺陷，其特征为机会性感染。

阿昔洛韦 一种抑制某些疱疹病毒复制的药物，主要用于治疗和预防生殖器疱疹、口腔疱疹以及带状疱疹。

腺病毒 一种 DNA 病毒，因第一次发现于腺样体（人体组织）而得名，主要引起呼吸道及眼部感染。

氨基酸 一种简单的有机化合物，天然地存在于植物和动物的组织中，是构成蛋白质的基本成分。

炭疽 由炭疽杆菌引发的动物源性传染病，可以引起各个器官的出血和渗出液，往往是致命的。

抗生素 一种能够抑制或者破坏易感微生物的物质。（名称源自希腊语“anti-bios”，意为“对抗生命”。）

抗体　存在于血液中的能够与抗原结合并中和抗原的蛋白质。

抗原　一种外来物质，通常是构成微生物的蛋白质，能在体内诱发免疫反应。

抗原性漂移　流感病毒上的遗传物质通过累积突变，最终与母代病毒的差异大到足以引发大流行。

抗原性转变　由基因重配而引起的流感病毒的一种重要的遗传性改变，可能引起流感大流行。

催欲素（Aphrodisiac）　一种可以激发性欲的药物。[以希腊爱神阿佛洛狄忒（Aphrodite）的名字命名。]

细胞凋亡（Apoptosis）　细胞的控制性死亡。（名称源自希腊语"apo"和"ptosis"，意为"脱落"。）

虫媒病毒（Arbovirus）　由节肢动物传播的一大类 RNA 病毒。[名称由节肢动物携带的病毒（arthropod-borne viruses）的头两个字母组合而成。]

黄曲霉　曲霉是一大类真菌，包括常见的霉菌。少数曲霉能够侵入机体并引起疾病。黄曲霉是生产盘尼西林的非致病性成分。

毒性减弱　降低毒性。对于病毒而言，这通常是在不利条件下经过长期培养而形成的。

自身免疫　一种自身抗体和（或）自身反应性淋巴细胞直接攻击正常身体成分的情况，可引起自身免疫性疾病。

细菌 单细胞微生物。

疖 单个毛囊感染引起的充满脓液的脓肿，通常由葡萄球菌引起。

博尔纳病病毒 一种未分类的病毒，可引起马、羊、猫和鸟类的脊椎动物脑炎。

牛海绵状脑病 一种牛的慢性退行性感染性脑病，可能是由朊粒[1]感染引起的。

杯状病毒 一种 RNA 病毒，因电子显微镜下观察到的病毒颗粒表面形似杯状凹陷而得名。[2]

白假丝酵母菌 又称白念珠菌：假丝酵母菌属是一种类似于酵母的真菌，白假丝酵母菌可以引起口腔念珠菌病和念珠菌性阴道炎。

CD4 表示辅助性 T 细胞的一种标记物。这种类型的细胞是 HIV 的易感细胞。

细胞周期 一个细胞的复制过程，会导致细胞分裂。

中枢神经系统 大脑和脊髓的神经组织。

子宫颈（Cervix） 子宫的颈部。（名称源自拉丁语

---

[1] 朊粒（prion）一词源于 proteinaceous infectious particle（传染性蛋白因子），中译名较多，如朊粒、朊病毒、朊毒体等。而“朊”是蛋白质的另一个名称。

[2] 引起人类急性病毒性胃肠炎的人杯状病毒主要包括两个属，即诺如病毒和沙波病毒，是除了轮状病毒外病毒性腹泻主要的病原体之一。

"cervix"，意为"颈部"。）

霍乱 由霍乱弧菌引起的烈性肠道性传染病，主要发生在亚洲。

慢性疲劳综合征 在排除其他诱发条件的情况下，过度的、使人丧失活动能力的疲劳，持续六个月以上。

肝硬化（Cirrhosis） 肝脏的腺体组织被纤维疤痕组织取代的一种慢性疾病。引发的原因可能是酒精中毒，或乙型肝炎病毒，或丙型肝炎病毒。（拉埃内克根据希腊语"Kirhos"为其命名，意为"黄褐色的"。）

队列 一群具有公共统计学特征的人。

结肠炎 结肠的炎症。

先天性的 从出生时就存在的。

角膜 眼球前方的一层透明组织，可透过光线。

柯萨奇病毒 一种肠道病毒，分为两组（A和B）和许多亚组，会引起呼吸系统疾病、手足口病，并可感染中枢神经系统。（因在美国纽约州的柯萨奇村发现而得名，在那里，该病毒首次从两名出现类似脊髓灰质炎麻痹症状的患者身上分离出来。）

隐球菌属 一种在鸽粪中发现的真菌，可能会感染免疫功能不全的患者。

巨细胞病毒 一种长期的疱疹病毒。在子宫内感染（先天性感染）会导致新生儿的巨细胞病，儿童和成人原发感染会引起类似传染性单核细胞增多症的症状。[1] 对于免疫功能不全的宿主，巨细胞病毒会引起肺炎、结肠炎，以及视网膜炎（并引起失明）。（由细胞肿胀的外观而得名。）

细胞质 一个细胞中被细胞壁和细胞核周围所限定的区域的内容物。

树突状细胞 在组织中发现的有突起的细胞。免疫系统的一部分。树突细胞捕获外来抗原，并将抗原提呈给淋巴结，从而启动免疫反应。

登革热（Dengue fever） 一种类似流感的疾病，引起包括发热、关节和肌肉疼痛以及皮疹在内的症状。该病由虫媒病毒中的登革热病毒引起，并由埃及伊蚊传播，这种病毒还可引起更为严重的登革出血热。（疾病名称源于斯瓦西里语“denga”，并被西印度群岛的西班牙语吸收，意思为“一丝不苟”，指的是病人的脖子和肩膀僵硬。）

犬瘟病 一种引起动物（尤指狗）发热和咳嗽的病毒性疾病。（名称源自拉丁语“distemperer”，意为“错乱”。）

DNA 脱氧核糖核酸，是遗传信息的载体以及染色体

---

[1] 新生儿先天性感染会导致肝脾肿大、黄疸、血小板减少性紫癜、溶血性贫血、神经系统损伤等临床表现。传染性单核细胞增多症也称为腺热，是一种通常由EB病毒引起的传染病。儿童和成人感染巨细胞病毒后，少数会出现症状，表现为巨细胞病毒单核细胞增多症，出现疲劳、肌痛、发热、肝功能异常和单核细胞增多等症状，但巨细胞病毒异嗜性抗体阴性。

的组成部分，几乎存在于所有的活细胞中。

埃博拉病毒 一种引起严重且常常致命的出血热的丝状病毒，该病毒的流行性发生在赤道附近的非洲。（以扎伊尔的一条河命名，在那里首次记录了埃博拉病毒的暴发。）

人肠道致细胞变孤儿病毒 一种肠道病毒属的小RNA病毒，可导致新生儿的发热性疾病、结膜炎以及严重性疾病。（该病毒被分离出来时与任何已知病毒均无关联，故称为孤儿病毒。）

电子显微镜 利用一束电子而不是光的显微镜，可放大至十万倍。

脑脊髓炎 大脑和脊髓的炎症。

地方性流行 局限在一个社区或者一群人中。一种地方性流行病会在一个特定区域持续存在。

内质网 细胞内一系列的膜构成了细胞内合成的蛋白质的分泌通道。

内阿米巴 阿米巴科的一种，在人体内可引发阿米巴痢疾。[1]

肠道病毒 属于小RNA病毒科的肠道病毒属，能在消化道内复制并经消化道感染的一类病毒，但不一定引起

[1] 痢疾是一个中医病症名。阿米巴痢疾的典型表现是腹泻，一日数次或数十次，粪便呈果酱色，伴奇臭并带血和黏液。80%的病人有局限性腹痛、胃肠胀气、里急后重、厌食、恶心呕吐等。

胃肠炎。脊髓灰质炎病毒就是一个最典型的例子。[1]

酶 由活细胞产生的催化特定生化反应的蛋白质。

流行 某种疾病的患病数量在一个社区中异常地激增。

流行病学 对特定人群和疾病属性的研究。流行病学是公共卫生和预防医学的科学基础。

EB 病毒 一种可以引起腺热症并与多种人类肿瘤[2]相关的疱疹病毒。(以 1964 年该病毒的两位发现者的名字命名。)

大肠埃希菌 一种普遍存在于人类和其他脊椎动物肠道内的细菌，广泛分布于自然界，并且是感染的一种常见原因。大肠埃希菌 O157 导致了最近的食物中毒暴发事件。[3]

丝状病毒 包括马尔堡病毒和埃博拉病毒在内的一类丝状病毒。(“丝状”描述了该病毒的形状。)

黄病毒属(Flavivirus) 包括黄热病病毒在内的一类虫媒病毒。(名称源自拉丁语“flavus”，意为“黄色的”。)

口蹄疫 一种由肠道病毒引起的偶蹄动物的传染病，

---

[1] 脊髓灰质炎病毒虽然是从消化道(粪-口途径)传播，但是它主要侵犯脊髓前脚运动神经元，导致急性迟缓性肢体麻痹，患者以儿童多见，故亦称小儿麻痹症。

[2] 多见于非洲儿童恶性淋巴瘤、鼻咽癌。

[3] 大肠埃希菌有 O、H 和 K 三种抗原，是血清学分型的基础。O 抗原超过 170 种。

以皮疹为特征，尤发生于口腔和趾间。[1]

基因重配 在流感病毒中引起抗原性转变的基因交换。

基因组 一个细胞或有机体的全套染色体。

蓝氏贾第鞭毛虫 一种经常污染水源的原生动物，可引起胃肠炎大暴发。

gp120 HIV 编码的一种分子重量为 120 千道尔顿的蛋白，充当病毒的表面受体，与易感细胞上的 CD4 分子结合。

灰质 大脑和脊髓中灰色细胞的部分。

生长因子 由细胞产生的可溶性蛋白质，可以刺激其他细胞的生长。

血凝素 流感病毒表面与红细胞结合的分子。

血友病 一种凝血因子 VIII 遗传性缺失，当血管损伤时，会导致过度出血的可能。

出血热 包括黄热病病毒、登革热病毒和埃博拉病毒在内的一系列病毒所引起的一种综合征，可引起血管严重损伤和致命性出血。

汉坦病毒 属于布尼亚病毒科（以该科第一个成员被分离出的地方布尼亚姆维拉命名）的汉坦病毒属，通过啮齿动物传播给人类，引起出血热。（以首次发现该病毒的韩

[1] 偶蹄目是哺乳动物的一个大型分支，以大型、中型草食性有蹄类哺乳动物为主，常见于牛、猪、羊、鹿等。

国的汉坦河命名。）

肝炎 肝脏的炎症。

甲型肝炎病毒 一种通过粪-口途径传播的可引起急性病毒性肝炎的小 RNA 病毒。

乙型肝炎病毒 引起血清性肝炎的嗜肝 DNA 病毒。乙肝感染可能引起慢性肝炎、肝硬化或肝癌，通常是通过注射感染的血液或者污染的针头来传播。［由 hepa（意为肝脏）-DNA-病毒命名。］

丙型肝炎病毒 一种黄病毒，是引起输血后非甲非乙型肝炎的主要原因。

疱疹病毒 包括那些引起唇疱疹、水痘，以及带状疱疹在内的一类 DNA 病毒。［疱疹的命名源自希腊语“herpaton”，意为“爬行动物”，指的是病变处（可能是带状疱疹）的蔓延特性。］

激素 影响组织和器官的行为的物质，并非这些组织和器官所产生的物质。

人类免疫缺陷病毒 一种反转录病毒，因其可以引起导致艾滋病的免疫缺陷而得此名。

亨廷顿舞蹈病 中枢神经系统的退行性障碍，一种遗传病。

低血糖 血糖水平过低。

免疫学 对免疫的科学性研究，即对感染的抵抗力。

流感病毒　一种可引起流感流行和世界性大流行的正黏病毒。

JC 病毒　一种病毒，能引起致命性的脑退行性病变——进行性多灶性脑白质病变。以最初分离出该病毒的患者的名字的首字母命名。

胡宁病毒　一种可引起阿根廷出血热的沙粒病毒。[以 1958 年首次分离出该病毒的地点（位于阿根廷）而命名。]

卡波西肉瘤　一种血管内皮细胞肿瘤，常见于艾滋病患者，可引起皮肤斑点状病损。该肉瘤与感染人疱疹病毒 8 型相关。

库鲁病　一种脑部的退行性疾病，在巴布亚新几内亚的福雷部落中曾很常见。（“库鲁”在当地的土著语言中为“颤抖”之意，指本病特有的颤抖症状。）

拉沙热病毒　一种引起拉沙热的沙粒病毒。（以西非尼日利亚的一个村庄的名字命名，在那儿曾经暴发拉沙热，并由此分离出病毒。）

白血病　血液中的白细胞的恶性疾病。

淋巴腺或淋巴结　淋巴细胞聚集和复制的小块组织。

淋巴 B 细胞　一类能够产生抗体的白细胞。

淋巴 T 细胞　一类主要负责对病毒产生免疫的白细胞，包括 CD4 辅助性 T 细胞和 CD8 杀伤性 T 细胞。

淋巴瘤　淋巴组织的肿瘤。

狂犬病毒属（Lyssavirus） 包括狂犬病病毒在内的一类病毒。（名称源自希腊语“Lyssa”，意为“疯狂”。）

巨噬细胞 起源于骨髓的一类细胞，吞噬并消化组织中的外来物质或者坏死物质。

马立克氏病病毒 一种导致鸡肿瘤的疱疹病毒。

麻疹病毒属（Morbillivirus） 属于副黏病毒科的属类，包括麻疹病毒。（“Morbus”在拉丁语中指疾病，“Morbilli”则指小病。）

莫他巴河谷病毒 电影《极度恐慌》中虚拟的一种病毒。

黏膜 人体中许多中空器官的膜的总称。

多发性硬化 大脑和脊髓的疾病。在一定时间内，会引起瘫痪和震颤。

突变 一种即时的遗传性变化或改变，当传递给子代时会产生遗传性变异。

肌痛 单个肌肉或一组肌肉的疼痛。

肌痛性脑脊髓炎 慢性疲劳综合征的另一种名称。

髓鞘碱性蛋白 构成神经组织的主要蛋白质。

黏液瘤病 欧洲兔的一种致命疾病，以结膜炎和皮肤黏液瘤的生长为特征；由兔黏液瘤病毒引起。

神经氨酸酶 流感病毒表面的一种酶，可以破坏神经氨酸（唾液酸）。

细胞核 细胞中包含染色体的中心部分。

瘤基因 一种能将正常细胞转化为肿瘤细胞的基因。

大流行 同时涉及多个大陆的流行病。

乳头瘤病毒属（Papillomaviruses） 引起良性疣和子宫颈、阴茎、喉部上皮恶性肿瘤的病毒属。（名称源自拉丁语“papilla”，意为“乳头”。）

副流感病毒 引起包括义膜性喉炎[1]在内的急性呼吸道疾病的一类病毒。

副黏病毒 包括那些引起麻疹、腮腺炎以及呼吸道感染（如婴儿义膜性喉炎）的一类病毒。

帕金森病 一种神经系统的进展性疾病，伴有震颤、肌肉强直和消瘦。

细小病毒（Parvovirus） 包括引起儿童疾病的传染性红斑（又称传染性丘疹或第五病）在内的一类病毒。（名称源自拉丁语“parvus”，意为“小的”。）

病原体 引起疾病的任何微生物。

点青霉菌 由霉菌产生的一种抗菌物质。（亚历山大·弗莱明爵士于1928年发现了它的抗菌作用。）

肽 由两个或两个以上的氨基酸结合而成的化合物，

---

[1] 义膜性喉炎，上呼吸道和下呼吸道的急性炎症，副流感病毒I型是其主要病原，临床特征为金属样、犬吠样咳嗽和吸入性喘鸣，主要影响年龄为六个月到三岁的儿童。

它本身可以形成蛋白质的一部分。

围产期 分娩前后的一段时间。

小 RNA 病毒（Picornavirus） 属于小 RNA 病毒科的一种病毒。[名称源自“Pico”（小的）。]

安慰剂 没有任何确切作用的药物（或药丸）。

胎盘娩出 也称为产后物，发生在分娩后，胎盘从产道排出。从胎儿娩出后到胎盘胎膜娩出的这段时间被称为第三产程。

鼠疫 由鼠疫耶尔森菌引起的烈性传染病。在中世纪很普遍，引起发热、淋巴结肿胀和高致死率。鼠是其天然宿主。

质粒 从宿主细胞（主要是细菌）的染色体中分离出来的 DNA，能够复制，但不是细胞生长所必需的。

卡氏肺孢子菌 与真菌相关的一种单细胞生物。在免疫功能不全的宿主中引起肺炎。

局限性肺炎 不会发展成肺炎的肺部炎症。

脊髓灰质炎病毒（Polio virus） 一种引起脊髓灰质炎的肠道病毒。[名称源自希腊语“polios”（意为“灰的”）和“myelos”（意为“骨髓”）。]

多瘤病毒（Polyoma Virus） 乳头瘤病毒科的一类，可以引起动物肿瘤。（名称源自希腊语，“poly”意为“许多”，“oma”意为“肿瘤”。）

痘病毒（Pox viruses） 一类病毒，其中包括引起天花的病毒。（名称源自盎格鲁-撒克逊语“pokkes”，意为“水疱”，指皮肤损伤。）

灵长类动物　哺乳动物中的最高等动物，包括眼镜猴、狐猴、猿、猴以及人类。

朊粒　一种传染性蛋白质，可导致传染性神经退行性病变。

程序性死亡　细胞凋亡的另一个术语。

蛋白酶　一种能分解蛋白质和多肽的酶；蛋白水解酶。

蛋白质　广泛分布于动物和植物界的含氮物质，构成组织和液体的特征性物质。本质上是氨基酸的组合。

原生动物　自由生活的、可移动的单细胞生物，包括可以引起疟疾的阿米巴和导致疟疾的疟原虫。

兔出血热病毒　一种可使易感兔子患上严重性出血热的杯状病毒。

狂犬病（Rabies）　在一些国家中经常感染狗和狼的一种致命性疾病。患病动物的唾液具有传染性。该病由杆状病毒科（rhabdovirus）的一种病毒引起。（名称源自希腊语“rhabdos”，意为“杆”。）

受体　在细胞膜上与某种物质特定结合的一种分子。

反复性应激损伤　由于长时间使用特定肌肉而引起的损伤。

呼吸道合胞病毒　黏液病毒的一种，引起六个月以下婴儿患细支气管炎和肺炎的主要原因。

视网膜炎 视网膜的炎症。

逆转录病毒 一组 RNA 病毒，可将其基因组的 DNA 复制插入宿主染色体中以使其存活。[1]

逆转录酶 催化 RNA 转化为 DNA 的一种酶，由逆转录病毒携带，需要将其整合到宿主细胞基因组中。

弹状病毒（Rhabdovirus） 包括狂犬病毒在内的弹状病毒属的弹状病毒科。（名称源自希腊语“rhabdos”，意为“一根杆”。）

鼻病毒（Rhinovirus） 一种引起普通感冒的小 RNA 病毒。（名称源自希腊语“rhis”，意为“鼻子”。）

牛瘟病毒 麻疹病毒属的一种病毒，可引起反刍动物和猪的急性、高传染性牛瘟病。

RNA 核糖核酸，是自然界的两种核酸中的一种（另一种是 DNA），它存在于细胞核和细胞质中。

轮状病毒（Rotavirus） 一种病毒，因形状类似“车轮状”而得此名，是引起婴儿肠胃炎的常见原因之一。（名称源自拉丁语“rota”，意为“车轮”。）

风疹（Rubella） 另一个名称为德国麻疹（“Rubellus”

---

[1] 逆转录，以 RNA 为模板，按照碱基配对原则，在逆转录酶的作用下，催化合成 DNA 的过程。

在拉丁语中表示“微红的”，是指风疹的皮疹）。由风疹病毒引起，是披膜病毒中的一种。（名称源自覆盖病毒的类似披风的包膜。）

反刍动物 动物的一类，能再次咀嚼从瘤胃倒流的部分消化的食物。

沙门菌 沙门菌属的细菌，其中的一些可引起食物中毒。

羊瘙痒病 一种涉及羊中枢神经系统的疾病，以步态不稳和瘙痒（使其感染的动物在树上摩擦等）为特征，可能是由朊粒引起的。

志贺菌属 一类杆状阴性[1]细菌的名称，是引起细菌性痢疾的原因。

猴免疫缺陷病毒 旧大陆的一种逆转录病毒，存在于某种灵长类动物体内，能引起类似艾滋病的症状。

辛诺柏病毒（Sin nombre virus） 汉坦病毒属的一种。（名称源自西班牙语，意为“无名”。）

---

[1] 这里的阴性指的是革兰氏染色阴性。革兰染色法（Gram stain）是丹麦细菌学家格兰（Hans Christian Gram，1853—1938）于1884年建立的，至今仍在广泛应用。标本经固定后，先用碱性染料结晶紫初染，再加电液媒染，使之生成结晶紫-碘复合物。此时细菌均染成深紫色。然后用95%乙醇脱色，有些细菌被脱色，有些不能。最后用稀释复红或沙黄复染。此法可将细菌分为两大类：不被乙醇脱色仍保留紫色者为革兰阳性菌，被乙醇脱色后复染成红色的为革兰阴性菌。

瘦病　非洲艾滋病患者群体中常见的一种消耗性疾病。

干细胞　一种未分化细胞，能够产生特殊的细胞。

链球菌　在显微镜下呈串珠状排列的圆形细菌，是引起喉部感染以及其他类型炎症的原因。

基质疱疹性角膜炎　眼部疱疹病毒感染，可引起角膜疤痕并导致失明。

亚单位疫苗　由病毒的某些部分制成，例如能诱发免疫反应的个别蛋白质。[1]

泰累尔氏病毒　引起小鼠中枢神经系统自动免疫性疾病的一种小 RNA 病毒。[2]

鹅口疮　特异性影响口腔以及引起口唇、舌和上颚部出现白色斑膜的一种感染。该病由一种生长在黏膜表面的真菌（白假丝酵母菌）引起。

组织培养　在取自活组织细胞的人工培养基上生长。

披膜病毒　包括引起风疹的风疹病毒在内的一类病毒。（之所以这么命名，是因为病毒包膜紧贴病毒，就像披风一样。）

---

[1] 亚单位疫苗，去除病原体中与激发免疫保护性免疫无关或有害的成分，但保留有效免疫成分，能诱发机体产生免疫应答的疫苗。如肺炎链球菌、脑膜炎奈瑟菌和流感嗜血杆菌表面的荚膜多糖疫苗。

[2] 又称鼠脑脊髓炎病毒。

毒素　由细菌产生的有毒物质，通常是可溶的，受热后易被破坏。

弓形虫　一种原生动物，可引起先天性疾病，或感染免疫功能不全的患者。

传染性海绵状脑炎　被认为是由朊粒引起的一类中枢神经系统的传染性退行性疾病。

三叉神经　支配面部皮肤的第五对脑神经，由眼神经、上颌神经和下颌神经三部分组成。

热带痉挛性轻截瘫　一种发生于加勒比海和日本的慢性神经系统疾病，与人类嗜 T 细胞病毒感染相关。

结核病　由结核分枝杆菌引起的一类疾病，以肺结核最为常见。

肿瘤抑制基因　负责调控细胞分裂的基因，这些基因的突变与许多类型的癌症有关。

疫苗接种　接种疫苗以获得相应疾病的免疫力或保护的过程。（名称源自拉丁语“vacca”，意为“奶牛”。）

疫苗　一种死的或者减毒的活性感染性物质，将其引入人体以产生对某种疾病的抵抗力。

痘苗病毒　用于接种天花疫苗的一种痘病毒。痘苗病毒的起源尚不明确。

类病毒　感染植物的一种病原体，类似于病毒但比病毒小，而且只由核苷酸组成，没有蛋白质外壳。

病毒颗粒　病毒在细胞外的结构形式，由遗传物质（DNA 或 RNA）以及包绕遗传物质的蛋白质外壳（或称衣壳）组成。

黄热病　某些热带地区的一种急性病毒感染，以发热和黄疸为特征。

齐多夫定　用于治疗 HIV 和其他病毒感染的一种胸腺嘧啶衍生物。

带状疱疹　或称水痘，一种由黄色小水泡构成的皮肤疹，由带状疱疹病毒引起。

人畜共患病　源自动物、传染给人类的疾病。

索引